Les savants fous

Du même auteur

Une Jeunesse juive au Maroc
Éditions L'Harmattan
Collection Mémoires du XXe siècle, 2001

Inquiétante étrangeté
Éditions L'Harmattan
Collection Écritures, 2003

Fantasmagorie
Éditions L'Harmattan
Collection Écritures, 2004

Le Racisme : ténèbres des consciences,
en collaboration avec
Thierry FERAL
Éditions L'Harmattan
Collection l'Allemagne d'hier et d'aujourd'hui, 2005.

Mémoires d'un psychiatre (dé)rangé
Éditions L'Harmattan
Collection Rue des Ecoles, 2006.

Le Livre inachevé
Éditions L'Harmattan
Collection Écritures, 2007.

Penser le nazisme
Ouvrage collectif avec Thierry Feral et coll.
Éditions L'Harmattan
Collection l'Allemagne d'hier et d'aujourd'hui,2007.

Hanania Alain AMAR

Les savants fous

Au-delà de l'Allemagne nazie

Préface de Thierry Feral

L'Harmattan

Allemagne d'hier et d'aujourd'hui

Collection dirigée par Thierry Feral

L'Histoire de l'Allemagne, bien qu'indissociable de celle de la France et de l'Europe, possède des facettes encore relativement méconnues. Le propos de cette collection est d'en rendre compte.
Constituée de volumes généralement réduits et facilement abordables pour un large public, elle est le fruit de travaux de chercheurs d'horizons très variés, tant par leur discipline, que leur culture ou leur âge.
Derrière ces pages, centrées sur le passé comme sur le présent, le lecteur soucieux de l'avenir trouvera motivation à une salutaire réflexion.

Dernières parutions

Paul LEGOLL, *Konrad Adenauer,* 2007.
H. A. AMAR, T. FERAL, M. GILLET, J. MAUCOURANT, *Penser le nazisme. Éléments de discussion*, 2007.
Denis BOUSCH (dir.), *Utopie et science-fiction dans le roman de langue allemande*, 2007.
Cécile PRAT-ERKERT, *Les demandeurs d'asile politique en Allemagne*, 2006.
Jan SCHNEIDER, *Johann Friedrich Reichardt et la France*, 2006.
Bénédicte GUILLON, *« Les Amantes » d'Elfriede Jelinek,* 2006.
Jean-Claude GRULIER, *Petite histoire de la psychiatrie allemande*, 2006.
Urbain N'SONDE, *Les réactions à la réunification allemande, en France, en Grande-Bretagne et aux États-Unis*, 2006.
Henri BRUNSWIC, *Souvenirs germano-français des années brunes*, 2206.
Cornelia STUBBE, *L'industrie en Forêt Noire*, 2006.

A Agnès

A Chipie et Minnie

A Thierry Feral

A mes amis sincères et fidèles

Préface

> « *Il est vain de pleurer sur l'esprit,*
> *il suffit de travailler pour lui.* »
> Albert Camus

Le docteur Alain AMAR n'a de cesse d'inciter à réfléchir hors des sentiers battus. C'est un médecin-psychiatre — brillant, on le sait par son parcours et ses articles. C'est un défenseur acharné de l'éthique — cela compte en notre époque de dérives où fleurit même un marché clandestin sur lequel des femmes dans la précarité « louent leur ventre » (cf. *Nouvel Obs télé,* édito, 25 nov.-1er déc. 2006). C'est un écrivain — talentueux, ses nombreux récits parus chez L'Harmattan le prouvent. C'est un penseur — ouvert, étranger aux modes et à la langue de bois, de la veine de ceux dont on se prend à rêver, au vu du dénuement intellectuel qui s'affiche dans les medias, qu'ils prennent plus de place dans le débat contemporain.

Bien sûr, Alain trouvera exagéré ce bref portrait : comme tout homme de *culture vraie*, il est modeste et discret. Mais je persiste et signe, sachant ce que je dois à son érudition, à sa perspicacité, à sa disponibilité. C'est du reste pour ce motif que nous sommes devenus amis — très vite, suite à un échange épistolaire à propos de sa théorie sur l'antisémitisme en tant que maladie auto-immune (reprise depuis in *Le Racisme*, L'Harmattan, 2004).

Mais, se demandera-t-on, qu'est-ce que cela a à voir avec une collection consacrée à l'Allemagne ? Tout simplement ceci : nos échanges ont conduit assez récemment Alain à s'intéresser à l'histoire et à la civilisation germaniques, domaine dont il concède lui-même avoir été passablement ignorant jusque-là, et qui même, du fait de son origine juive, le rebutait par la charge émotionnelle qui s'y associait. Or, non content de s'immerger dans un impressionnant contingent de lectures et de recherches, le voilà qui — ce n'est pas banal à la cinquantaine déjà mûre — fait petit à petit un sort à ses *a priori* et revient sur ses représentations.

Que l'on ne se méprenne toutefois pas : pas question pour Alain d'évacuer ce qui fut. On ne montrera jamais assez combien le nazisme fut barbare et ravageur ! Par contre, en plongeant au cœur du phénomène, en le disséquant, en secouant les schématismes, on ne peut qu'être frappé par le fait que ce qui bel et bien concerné les Allemands dans les années trente/quarante va **largement au-delà** de la simple focalisation sur l'Allemagne.

Le résultat des investigations d'Alain est étonnant, sinon détonnant. Car s'il est vrai que la bête humaine s'est déchaînée de façon apocalyptique sous le troisième Reich à la faveur de circonstances très particulières, tout ce qui a pu se passer *parallèlement* et *simultanément*, et se passe *encore ailleurs*, n'en est pas moins abominable.

Soyons clairs : ce nouveau livre d'Alain ne prétend nullement à l'exhaustivité. C'est un essai et il faut en tenir compte. Mais là se trouvent pulvérisés quelques clichés et tabous qui ont toujours la vie dure !.

Que l'on n'attende pas non plus de l'auteur des recettes pour nous prémunir contre ceux qu'il appelle les « savants fous », c'est-à-dire ceux par qui leur pensée et leurs actes polluent la conscience humaine et instillent un délire de recréation du monde. Ce serait simpliste et réducteur. Alain sait trop qu'une solution ne se trouve pas mais qu'elle se construit. Dans cette optique, il nous appelle à un regard lucide et responsable, qui se refuse à occulter comme à refouler : « L'itinéraire auquel j'invite le lecteur à m'accompagner consiste à ouvrir une authentique boîte de Pandore. Dès qu'on se risque à en ôter le couvercle s'en échappent des horreurs plus effrayantes les unes que les autres... Il faut pourtant bien les regarder en face afin qu'elles ne sombrent pas dans un oubli confortable et pour qu'une réflexion sans cesse renouvelée nous tienne en alerte et nous fasse réagir ». La perspective est goethéenne : c'est celle où, selon le mot célèbre du « Sage de Weimar », chacun doit « se dev[enir] historique à soi-même » et donc s'inscrire en pleine conscience et de manière dynamique dans le processus historial avec, en ligne de mire, le souci d'exister pour la dignité de tous afin de témoigner de sa dignité propre.

C'est indubitable : « La mort [fut un jour] le maître venu d'Allemagne » (P. Celan, *Fugue de mort)*. Mais elle peut tout aussi bien venir d'ailleurs. C'est pourquoi le souhait d'Alain est que nous nous préparions en tant qu'individus à affronter le défi, à ne pas démissionner face aux générateurs de folie dont la fascination est grande parce qu'elle correspond « à une image vectrice de toute-puissance archaïque, de magie et d'arbitraire, de démesure » (G. Mendel, *Une Histoire de l'autorité*) qui sommeille aux tréfonds de l'inconscient humain.

En fait, ce que suggère Alain à la lumière de sa longue expérience clinique, c'est une totale révision de nos repères identitaires. C'est ambitieux certes.

Toutefois, au regard de ce qui s'est passé sous la République weimarienne pour aboutir au nazisme (voir *Les Sous-hommes* de W. Kolbenhoff), on ne peut que lui donner raison. Le socle anthropologique est à réinventer par l'individu pour les individus. En la matière — Norbert Elias (*La Société des individus*) l'a montré —, le pouvoir du sujet individuel dans les variations du milieu social n'est pas négligeable s'il se mobilise. Pourquoi dès lors s'en remettre aux « savants fous » et autres démiurges ? C'est de l'humanisme que doit venir la lumière, non d'eux ! Qu'ils restent sur leurs terres d'élection ; là où ils auraient toujours dû rester : dans les contes et romans fantastiques, la science-fiction, les films et bandes dessinées. Ne leur prêtons pas la main et voyons les pour ce qu'ils sont : un avertissement terrible et solennel des risques encourus par les hommes à transgresser les frontières de la raison. « Changer la vie, oui, mais non le monde... », ainsi parlait Camus, traqueur par excellence de l'« absurde » et un des maîtres à penser d'Alain.

Thierry FERAL

Avertissement au lecteur

En dépit de leur nombre impressionnant à l'époque nazie, tous les savants « fous » ne sont pas allemands. Ils ont eu des prédécesseurs et ont fait des émules dont les forfaits sont dénoncés régulièrement et souvent tardivement par la presse. Pendant ce temps, des organisations du type de celle de Simon Wiesenthal ou *Amnesty International* font ce qu'elles peuvent pour alerter l'opinion. La justice joue parfois son rôle lorsque les pays qui hébergent les « monstres » veulent bien en dévoiler les « planques » et les atrocités.

L'itinéraire auquel j'invite le lecteur à m'accompagner consiste à oser ouvrir une authentique boîte de Pandore. Dès qu'on se risque à en ôter le couvercle, s'en échappent des horreurs plus effrayantes les unes que les autres... Il faut pourtant bien les regarder en face afin qu'elles ne sombrent pas dans un oubli confortable et pour qu'une réflexion sans cesse renouvelée nous tienne en alerte et nous fasse réagir.

Nous le verrons, la réalité dépasse largement la fiction.

Présentation et délimitation

J'ai commencé cet essai en ayant une idée empirique : il y a beaucoup plus de savants « fous » que de savantes « folles ». J'avais alors pensé au titre suivant : « *Pourquoi n'y a-t-il pas de savantes folles* ? »

N'étant pas totalement certain de mon affirmation, mais désireux d'entreprendre de sérieuses recherches sur cette question, j'ai opté pour un titre plus vraisemblable. En avançant dans mon travail et dans ma recherche, le nombre impressionnant de savants nazis fous et/ou criminels m'a orienté vers un autre intitulé.

Et pourtant — je ne dirai pas comme Galilée « *se muove* » —, le scientifique fou est presque toujours un homme, que ce soit dans la vie réelle ou la littérature fantastique, la bande dessinée ou le cinéma. Le mot « fou » est délibérément écrit entre guillemets car il recouvre, nous le verrons au fil de cet essai, une grande quantité de personnalités : les « fous » authentiques — ayant perdu le contact avec la réalité de façon transitoire ou définitive ou à éclipses —, le « fou » criminel — qui n'est pas forcément fou au sens où la psychiatrie le définit, mais que le corps social préfère considérer comme « fou » car dangereux, afin de ménager une frontière infranchissable entre lui et des individus dits monstrueux —, les rêveurs — lunaires, non dangereux par eux-mêmes mais par leurs découvertes…

Les savants criminels regroupent en fait trois catégories : ceux qui agissent sciemment et veulent nuire, ceux qui récidi vent, malgré ou du fait des dégâts constatés et enfin, ceux qui ont nui à autrui sans s'en douter, mais qui persistent et signent ou effacent les traces de leurs forfaits. Mais faut-il les considérer comme « fous » ? Je ne le pense pas. Ils sont responsables et doivent être poursuivis en tant que tels. Suivra alors peut-être le débat discutable sur la « différence » (contestable) entre responsabilité et culpabilité ?

Enfin, je précise qu'il n'est pas question dans le présent essai de s'ériger en procureur, censeur intransigeant, à la manière du tristement célèbre Fouquier-Tinville, mais bien de chercher à comprendre pourquoi des individus cautionnés par leurs diplômes, leurs pairs, ont pu commettre des erreurs — parce que humains — ou des actes insensés, sans avoir eu le courage et l'honnêteté de reconnaître leurs agissements, de les assumer et de tirer parti de leurs fautes, pour le bien d'autrui. Un scientifique n'est pas infaillible. Il sera d'autant plus crédible qu'il saura dire quand il le faudra : « *je ne sais pas* », ou « *je me suis trompé* ».

À une époque de fuite des responsabilités, j'ai éprouvé un plaisir quasi jubilatoire en lisant un article de Chan Sanyi* dont je n'hésite pas à citer de larges extraits : « *Il existe d'une part les sociétés civiles à responsabilité limitée et, d'autre part, les sociétés militaro-policières à responsabilité illimitée. Et probablement entre les deux ce que l'on nomme le libéralisme. Lorsqu'un individu présumé intelligent et ayant un niveau culturel bien au-dessus de la moyenne générale, se met à flinguer à tour de bras tout un conseil municipal, on est en droit de se poser quelques questions de plus.* »

Sanyi poursuit :

« (...) *Il est facile de se réfugier derrière le motif de la folie. Ainsi, Hitler était fou, les dirigeants nazis étaient fous, tous les savants allemands étaient fous, les scientifiques allemands étaient fous, les Allemands eux-mêmes étaient fous.*

---

* www. Tao-yin.com/archives/societe_responsabilité_illimitée.html

Puis tout est soudainement rentré dans l'ordre (...), Hitler s'étant suicidé, du moins c'est ce qui a été affirmé. On dut se contenter de traîner quelques sous-fifres à Nuremberg. »

L'auteur ajoute :

« *(...) Entre temps, des savants fous avaient créé l'avion à réaction, la fusée à étages, le lance-rocket anti-char (...), la bombe atomique. Inventions diaboliques qui furent évidemment prises en compte par les démocraties angéliques (...) Bon nombre de ces savants fous (...) redevinrent normaux et œuvrèrent donc pour la liberté démocratique et la conquête spatiale comme Wernher von Braun ou Otto Muck.* »

Sanyi précise :

« *(...) La folie n'est-elle pas un peu dans cette société irresponsable qui autorise la détention d'armes, pour motif sportif, à un individu jugé psychologiquement faible et déséquilibré (...) Nul n'est responsable autre que l'indifférence bien habituelle et bien normale de ceux qui sont assis vis-à-vis de ceux qui restent debout.* »

L'auteur conclut :

« *(...) Dans le noir absolu, la violence représente la lumière. Lorsqu'il ne reste plus de lueur d'espoir, ne serait-ce que celle d'une bougie vacillante au fond d'un tunnel, tout devient possible et surtout le pire.* »

Une fois ces remarques faites, je précise que, dans la suite du texte, les guillemets encadrant le mot « fou » seront généralement supprimés par simple commodité de présentation.

Un peu d'histoire

Globalement, on recense moins de femmes que d'hommes dans les disciplines scientifiques et lorsque j'ai entrepris de commencer ce texte et d'en parler autour de moi, on m'a objecté que je partais d'un biais : la moindre représentativité des femmes dans mon domaine de recherche. En réalité, il y a eu de tout temps des femmes savantes, des femmes de science depuis la plus haute Antiquité, comme le démontre Eric Sartori dans son livre sur l'histoire des femmes scientifiques) : ainsi en est-il des femmes chirurgiens de l'Egypte ancienne jusqu'à Marie Curie et aux chercheuses contemporaines.

Mais le monde masculin et machiste environnant non seulement a muselé la plupart de ces femmes, soit au nom de critères religieux, soit plus prosaïquement par défiance et crainte d'une concurrence, mais en outre il les a diabolisées. Cet ostracisme a même connu des périodes sombres lorsqu'étaient pourchassées, martyrisées, torturées et brûlées celles que l'on a voulu nommer sorcières. L'Église catholique a joué un rôle prépondérant dans cette infamie. Il est vrai que les religions monothéistes font porter à la femme le poids du « péché originel ».

À ce propos, voici une version que m'a fait connaître mon ami Marc-Alain Ouaknin[1]. Dieu avait interdit à Adam et Ève, ses deux premières créatures humaines, de goûter au fruit de l'arbre de la connaissance (et non de la pomme, comme l'ont simplifié par la suite bien des commentateurs). Mais Adam et Ève ont désobéi et ont été chassés du Paradis. Dieu, avant de prendre sa décision, se serait adressé à Adam :

« *Pourquoi, malgré mon interdiction, as-tu goûté du fruit de l'arbre de la Connaissance ?* »

« *Ce n'est pas moi, c'est Ève qui m'a poussé à le faire* »

Dieu s'adresse alors à Ève à laquelle il pose la même question qu'à son compagnon et Ève répond :
« *Ce n'est pas moi, c'est le serpent qui m'a influencée* »

Dieu condamne le serpent à ramper et à craindre toute sa vie d'être écrasé sous le talon d'une femme. Il chasse alors les deux coupables du Paradis, non pour leur désobéissance, mais parce que chacun n'a pas voulu assumer sa faute et a rejeté la responsabilité sur l'autre.

La dictature de l'apôtre Paul, ex-Saul de Tarse, devenu saint Paul pour les fidèles, a ouvert le feu en imposant le premier le port du voile pour les femmes. C'est ce qui se dégage de la lecture de la première épître aux Corinthiens (11-2/16). Le port du voile existait avant lui, mais ses positions intransigeantes sont proches de celles des plus extrémistes des ayatollahs les plus bornés. Paul voulait se démarquer du judaïsme dans lequel il avait grandi en interdisant la circoncision, le port d'un couvre-chef pour prier en ce qui concerne les hommes, tandis qu'il impose de cacher la chevelure des femmes. S'est-il jamais souvenu qu'il venait des entrailles d'une femme, sa propre mère ?

Lors d'un entretien paru dans la revue de psychiatrie *Synapse*, Jacqueline Genot-Bismut[2] qualifie l'apôtre Paul de « Goebbels du christianisme ». Si le parallèle est rude et osé, il n'en demeure pas moins que l'ex-Saul de Tarse a bel et bien posé les fondements du christianisme de façon dictatoriale et sans appel, condamnant la philosophie considérée comme source d'égarement des nouvelles brebis. Il a en commun avec l'ignoble Goebbels — et tous les porte-voix des dictateurs — un rôle fondamental dans la propagande et la propagation de la nouvelle religion qu'il prétend représenter au premier chef du fait « de son adoubement direct » par Jésus. « *Ce que je dis est vrai, puisque je le dis et puisque je le tiens directement de Jésus. Vous devez croire en moi, il n'y a qu'une vérité et j'en suis le détenteur...* »

Pourtant, le parcours de cet homme est suffisamment étonnant pour que nous nous y arrêtions un peu. Né à Tarse dans une famille juive aisée vers l'an X de l'ère chrétienne, achevant des études théologiques à Jérusalem, il prend part activement aux mouvements persécutant les adeptes de la nouvelle secte dite des Chrétiens. Sur la route de Damas, où il sait trouver une importante communauté de ceux-ci pour mieux les débusquer et les inquiéter, il voit une lumière venant du ciel et semblant l'envelopper. Il affirme par la suite avoir vu et entendu Jésus lui demander pourquoi il persécute les siens. Cette révélation — considérée par Paul comme une désignation valant bien celle des disciples contemporains de Jésus — lui fait affirmer que son évangile lui vient de Dieu directement. Homme jaloux, hautain, infatué de lui-même comme le décrivent plusieurs textes[3], et semble-t-il, chétif voire estropié ou même contrefait, selon certains commentateurs, il jette les bases du christianisme et toute son organisation.

Plus tard, Aristote dira de la femme, compagne de l'homme, qu'elle est « un mâle mutilé ».

Quittons cette époque troublée pour nous intéresser à la parenthèse idyllique pour la femme que fut l'Amour Courtois. (cf. W. Spiewok et D. Buschinger). Apparu au XIIe siècle, mais en vigueur uniquement dans des « milieux » sociaux favorisés, cet intermède redouté fut rapidement enrayé par l'Église. Considérée comme une alliée efficace du Malin, la femme est vouée aux gémonies par des *penseurs* du XIIe siècle, tel Honorius d'Autun qui écrivait : *« L'homme signifie les bonnes pensées de l'âme, la femme les imaginations vicieuses ».* Du Malin à la sorcellerie et aux sorcières, il n'y a qu'un pas que l'Église catholique franchit allègrement, en arrêtant, torturant et brûlant des malheureuses qui se mêlaient de guérir ou de soigner leurs contemporains.

On était accusé de sorcellerie très aisément et la délation allait bon train (bonne vieille habitude de notre Hexagone qui a pris ses pratiques dans l'histoire ?). L'histoire de l'humanité regorge de procès en sorcellerie.

Jean Wier osa publier en 1563 à Bâle *De l'imposture des diables*, un ouvrage considéré comme une sorte de plaidoyer en faveur des sorciers et sorcières, alors que cet homme courageux s'efforçait de départager ceux qui apportaient soins et soulagements par rapport aux escrocs. Wier s'en remettait à Dieu seul pour trancher entre le Bien et le Mal.

Dans le même esprit, citons également Friedrich Spee von Langenfeld et son ouvrage *Cautio criminalis*, dans lequel un confesseur de sorcières parle, traduit et paru chez L'Harmattan dans la collection l'Allemagne d'hier et d'aujourd'hui. Voici ce qu'en dit l'éditeur :

« *Allemagne 1631 : un confesseur de sorcières parle. En Allemagne, au début du XVII*^{e} *siècle, la chasse aux sorcières bat son plein et allume partout ses bûchers. Un Jésuite, Friedrich Spee von Langenfeld (1591-1635), est chargé de confesser les condamnés, des femmes surtout, de tous milieux* (...) »

Il ajoute :

« *Au cours de ces confessions, il se rend compte que ces malheureuses n'ont de sorcières que le nom et ne sont arrêtées, emprisonnées, torturées et condamnées au bûcher que pour avoir été accusées par d'autres inculpés eux-mêmes soumis à d'effroyables tortures.* »

Citons pour mémoire les procès en sorcellerie et hérésie des Vaudois au XIIIe siècle, celui des Templiers, de Jeanne d'Arc, des Cathares, de Gilles de Rais, des Brigittines de Lille en 1613-1614, des Ursulines de Loudun en 1632-1634, des sorcières de Salem, en Nouvelle-Angleterre dans le Nouveau Monde en 1688-1692...

L'Église catholique s'apaisera en considérant les « sorciers » comme des malades ou des possédés, mais ce sera le Siècle des Lumières qui va enfin mettre un terme à cette abomination.

« *Pour un sorcier, dix mille sorcières* » écrivait Michelet en 1862 dans son livre *La Sorcière*[4]...

L'influence de l'Église était si puissante que la femme avait toujours été considérée comme impure. Cette impureté est imputée aux menstrues qui auraient pour effet de corrompre la mayonnaise, le lait, de compromettre le bon déroulement des naissances des animaux de la ferme... Encore et toujours le recours à des explications biscornues ayant pour point nodal le corps, la sexualité, le plaisir, la jouissance... Au fond, les religieux extrémistes sont des handicapés de l'affect, du plaisir, de la jouissance car ce sont des éléments qu'ils ne peuvent contrôler, malgré leurs imprécations stupides, leur anathème et leurs menaces d'excommunication voire d'élimination physique de tout opposant à leurs *diktats*. La sorcière est véritablement l'incarnation du Diable. Elle va, en effet, tenter le pauvre « petit homme si faible et si innocent » (!), surtout à une période somme toute récente, au cours de laquelle l'Église catholique impose le célibat des prêtres à l'issue du concile de Trente (1545-1563). En outre, son savoir, donc son pouvoir, en matière de soins traditionnels et surtout sa fonction supérieure de maternité en ont fait un être redouté et honni.

En 1673, François Poullain de la Barre écrit un ouvrage révolutionnaire pour l'époque, intitulé *De l'égalité des deux sexes*. J'en cite un court extrait :

« *Combien y a-t-il eu de Dames, et combien y en a-t-il encore, qu'on doit mettre au nombre de savants, si on ne veut pas les mettre au-dessus. Le siècle où nous vivons en porte plus que tous les siècles passés, et comme elles ont égalé les hommes, elles sont plus estimables qu'eux, pour des raisons particulières...* »

L'auteur note également :
« *Il leur a fallu surmonter la mollesse où on élève leur sexe, renoncer aux plaisirs et à l'oisiveté où on les réduit, vaincre certains obstacles publics, qui les éloignent de l'étude, et se mettre au-dessus des idées désavantageuses que le vulgaire a des savantes, outre celles qu'il a de leur sexe en général...* »

En 1970, Wolfgang Lederer écrivait dans son ouvrage[5] que le Moyen Âge avait tenté de mener à bien un « sexocide ».

À titre d'illustration, je retranscris les conclusions d'une communication supposée scientifique qui eut lieu lors du Ve congrès mondial de psychiatrie à Vienne (Autriche) en 1983. Son auteur semble avoir voulu laisser à la postérité un syndrome portant son nom, le « syndrome de Schmallszbach ou syndrome de Dalila ». Nous eûmes droit à un rappel biblique, l'histoire détaillée de Samson et Dalila. L'orateur, conseiller du gouvernement australien, nous assura qu'il avait rencontré, au cours de sa longue carrière, cent cas de femmes qui présentaient des traits pathologiques communs. Elles étaient toutes menteuses, manipulatrices, incitant leurs compagnons à la violence, voire au meurtre. Généralement de mauvaise humeur, ces femmes étaient décrites comme des « femelles » contestataires, querelleuses, versatiles, perverses, calculatrices, bizarres, simulant l'orgasme, alcooliques, coléreuses... En bref, DIABOLIQUES ! L'auteur aggrava sa situation en dénonçant les mouvements féministes jugés « inconvenants ». Il préconisa une répression implacable en cas de conduites délictuelles ou de crimes. Outre le côté ridicule et pitoyable de cette communication, ce qui me frappa le plus est qu'elle émanait d'un psychiatre conseiller du gouvernement australien et que cela se passait en Europe en 1983 !

Vous avez dit « progrès » ?

Il n'est nullement question ici de refuser ou nier les progrès technologiques qui améliorent le confort, la sécurité, les transports, la santé des individus, mais de veiller à la non-prolifération des dérives et des effets « pervers » des découvertes scientifiques.

À une époque où la mondialisation devient une loi présentée comme inéluctable devant laquelle tout le monde — ou presque — s'incline ou se prosterne, comme le faisaient jadis les Hébreux bravant Dieu Moïse les Tables de la Loi, en vénérant le Veau d'Or, à une époque où des *savants* fous veulent jouer les docteurs Frankenstein ou faire revivre la légende du Golem, il importe de faire une pause et de réfléchir à ce que signifie le « progrès scientifique ».

Nous vivons, en ce début du IIIe millénaire, une époque troublée dans laquelle s'affrontent des idées souvent contradictoires. « On » exalte les libertés et « on » ne cesse de déplorer l'attitude dite laxiste de tel ou tel gouvernement. « On » dénonce les fabricants de cigarettes pour les méfaits induits par le tabac, les casinos pour encourager les joueurs et les rendre dépendants, les viticulteurs qui engendrent les alcooliques, les *fast-food* qui nourrissent le bataillon des obèses et aggravent les maladies cardio-vasculaires… On pourrait tout aussi bien accuser les grandes firmes automobiles qui fabriquent des engins pouvant tuer ou encore EDF et GDF…

En bref, « on » pourrait incriminer presque tous les pans d'une société moderne, pour tenter d'atteindre le « risque zéro ».

Dans le même temps, « on » réclame des lois interdisant le tabac, l'alcool, les stupéfiants, la vitesse excessive, les apports alimentaires trop riches en sucres, en graisses... Comme si l'adulte n'était pas à même de comprendre et savoir ce qui lui convient puis de décider ce qu'il va consommer ! Au nom du risque zéro, le danger liberticide est immense. La véritable raison de ces comportements est le REFUS de TOUTE RESPONSABILITE ! Le IIIe Reich ne se construisit-il pas pour une large part sur la notion de « thérapeutique sociale » ?

Un de mes maîtres en médecine m'avait dit un jour : « *Le seul équilibre parfait pour un être humain, c'est la mort, il ne peut plus rien lui arriver !* ». Eh bien oui ! Etre vivant signifie prendre le risque de perdre la vie, mais aussi de vivre une aventure unique, exaltante comportant misères, peines et joies... Alors, s'il est stupide de vilipender le progrès, il est tout aussi dangereux de le déifier ; notre seul recours, notre seule voie est de le réguler. George Bernard Shaw écrivait notamment :

« *L'homme raisonnable s'adapte au monde.*
L'homme déraisonnable fait que le monde s'adapte à lui.
Le progrès dépend donc de l'homme déraisonnable ».

Cela reviendrait-il à dire que seuls les fous font avancer le monde ? Je ne le crois pas, même s'ils proposent parfois des raccourcis saisissants dans la progression de la pensée humaine. Et puis, surtout, un fou, qu'est ce que « cela » ? Plus de trente-cinq années d'exercice de la psychiatrie ne me permettent pas de le définir. Car il y a toujours une part de « folie », au sens de déraison, en chacun de nous, mais cette parcelle ne devient pas forcément un cancer métastasé et destructeur de l'hôte tout entier ! Je préfère, pour ma part, me référer au grand Rabelais qui soutenait :

« *Science sans conscience n'est que ruine de l'âme.* »

Affirmation à laquelle je tiens à ajouter :

« *Psychiatrie sans clinique n'est que ruine du soin. Soin sans humanité est la négation même de son objet.* »

Prenons un événement somme toute banal, sauf pour les intéressées, la grossesse suivie de l'accouchement. Nous ne sommes pas dans le cadre d'une pathologie ; cependant, l'actuelle médicalisation excessive, la technicisation effrénée tendent à faire de la parturiente et de l'enfant des objets biologiques, niant ou minimisant de fait la relation humaine nécessaire et même indispensable dans ce qui se passe au cours d'une grossesse et des suites de celle-ci. Mon choix de cet événement n'est pas hasardeux, il servira à mon hypothèse de travail, nous le verrons par la suite.

Le Golem

En cherchant des informations et en réfléchissant au thème des savants fous, j'ai été surpris de trouver des articles faisant remonter l'origine de ce phénomène dans la littérature au XIXe siècle. C'est méconnaître l'histoire et la littérature. En effet, le mythe du Golem est bien antérieur. Le Golem est une sorte de « chose », informe, un humanoïde fabriqué à partir de l'argile. Il ne s'anime que lorsqu'un verset biblique est inscrit sur ce qui lui sert de front. On trouve pour la première fois dans la Bible l'apparition du mot « Golem » dans le Livre des Psaumes (139, 16) : « *Je n'étais qu'un Golem et tes yeux m'ont vu* ». Ce n'est pas un être véritable, mais seulement une ébauche. Le Talmud en fait une sorte d'état précédant la notion du Premier Homme, Adam, *Adam-Ha-Rishon* en hébreu. Notons que le mot « terre » se dit « *adama* » et *Adam-Ha-Rishon* signifie « le premier homme issu de la terre (argile) ». La kabbale décrit le Golem comme une sorte de « chose » informe sans limites propres, proche de l'*Alien* des films fantastiques contemporains.

Le célèbre Rabbi Loeb — Elie Wiesel le nomme Rabbi Yehoudah Levaï, le Maharal — vécut à Prague de 1513 à 1609. Grand mystique, que ses disciples nommaient « Le Grand Exalté », il prit souvent la défense de son peuple face à l'adversité. Même pour un saint homme, créer la vie était strictement interdit. Il n'était pas question de se croire l'égal du Créateur. Mais le Rabbi Loeb fut saisi par la tentation et créa le Golem en utilisant des formules kabbalistiques qu'il reçut en songe. Parmi ces formules, il devait invoquer le Nom

Sacré, le véritable Nom de Dieu — *Shem Hameforah*, en hébreu —, que seuls quelques rares initiés se transmettaient de génération en génération. Il était dangereux de prononcer ce Nom Sacré. Le Nom ineffable de Dieu est le tétragramme, *Yod, Hé, Vav, Hé*, quatre consonnes sans voyelles. Il est donc imprononçable. Ce n'est pas un hasard si la légende du Golem naît à Prague et à cette période, en 1580, date à laquelle un prêtre chrétien nommé Taddeus avait projeté d'accuser les Juifs de « meurtre rituel ». Rabbi Loeb eut vent du complot ourdi par Taddeus et réfléchit au moyen d'alerter et de sauver son peuple. Il eut une vision au cours d'un rêve et reçut l'ordre de fabriquer un Golem : « *Ata Bra Golem Devuk Hakhomer Ve Zedim Ceherel Torfe Israël* ». Ce qui veut dire : « Tu fabriqueras un Golem avec de l'argile et tu détruiras les ennemis d'Israël ». Cependant, ce n'était qu'une partie du message divin. Quand Rabbi Loeb prit sa décision de fabriquer le Golem, il appela deux personnes pour l'aider : son gendre, un Cohen (descendant des Grands Prêtres du Temple) et son disciple, ainsi qu'un Lévi (descendant des serviteurs du Temple). Rabbi Loeb expliqua qu'il avait besoin des quatre éléments, le feu, l'air, l'eau et la terre. Les deux assistants représentaient le feu et l'eau. Rabbi Loeb, pour sa part, symbolisait l'air et le Golem, la terre. Sous peine d'êtres détruits, tous se purifièrent pour le moment où le Saint Nom de Dieu serait prononcé. Après un jour de purification, ils se consacrèrent à la lecture de divers chapitres du Livre Sacré, *Sefer Yezira*, le Livre de la Création, et ils se dirigèrent vers la rivière nommée Moldau. Ils sculptèrent un corps géant avec de l'argile. Le Golem gisait devant eux, la face vers le ciel. Ils se placèrent aux pieds du Golem, contemplant sa face sereine. Le Cohen fit sept fois le tour du corps de droite à gauche, récitant des prières spéciales. L'argile devint rouge feu. Alors le Lévi fit lui aussi le tour du corps sept fois, de gauche à droite, récitant d'autres prières encore. La lueur de feu disparut et de l'eau inonda et traversa le corps du Golem.

Des cheveux et des ongles apparurent sur le corps de la statue d'argile. Alors Rabbi Loeb fit aussi le tour du corps et mit un morceau de parchemin dans la bouche du Golem. Sur ce parchemin était écrit le Saint Nom de Dieu. Rabbi Loeb s'inclina vers l'Est, l'Ouest, le Sud et le Nord et tous les trois prièrent ensemble : « *Et Il insuffla dans ses narines le souffle de la vie ; et l'homme devint une créature vivante* ».

Selon une autre version de la légende, Rabbi Loeb aurait donné la vie au Golem en inscrivant le mot « EMETH » (vérité en hébreu) sur le front de la créature, puis introduit un parchemin portant le Nom de Dieu dans la bouche du Golem. Quand la tâche du Golem fut accomplie, son existence ne devint plus utile. Certains prétendent qu'il devint fou et dangereux. Rabbi Loeb le réduisit à l'état d'argile en effaçant la première lettre d'« Emeth », « Meth » signifiant « mort ».

Marc-Alain Ouaknin précise quant à lui :
« ... *Le visage du Golem est pluriel. Certains en font un monstre, d'autres un automate, puissant héros défenseur des pauvres. (...) Serviteur docile ou révolté, il se trouve au centre de drames, d'accidents, de péripéties réalistes et souvent surréalistes. (...) Mais si le Golem fascine, c'est (...) parce que en lui l'homme se sent traversé par une puissance créatrice. L'homme n'est plus seulement artisan ou artiste ; il devient créateur, donne la vie* ».

La légende du Golem a engendré une grande quantité d'adaptations dans le domaine littéraire, cinématographique, et la bande dessinée. Citons notamment *Der Golem*, film allemand de Paul Wegener et Henryk Galeen en 1914 ; *Der Golem*, roman du Viennois Gustav Meyrink en 1915 ; *Der Golem,* film allemand de Paul Wegener et Carl Boese en 1920 ; *Le Golem*, réalisation française de Julien Duvivier en 1936 ; *Le Golem*, deux productions tchécoslovaques de Martin Fric en 1942 .

Notons aussi *Golem*, adaptation polonaise de Piotr Szulkin en 1980 ; *Golem, l'esprit de l'exil*, film d'Amos Gitaï en 1992. Enfin, *The Golem*, production américaine d'Ace Cruz pour 2006... Quant aux autres adaptations, je mentionnerai *The Golem*, pièce de théâtre de H. Leivick (Bantam editor) en 1966 ; *The Sword of Golem*, écrit par Abraham Rothberg (Bantam editor) en 1970 ; *The Golem of Prague*, ouvrage de Gershon Winkler (Judaica Press) en 1980 ; *The Red Magician* de Lisa Goldstein (Pocket editor) en 1983, *The Tribe*, roman de Bari Wood (Signet editor) en 1984 ; *Golem*, pièce de théâtre de Moni Ovadia créée au *Mama Theater* de New York en 1992.

Hypothèse de travail

Quel peut être le sens de cette légende ? Je me suis beaucoup intéressé aux troubles psychologiques et/ou psychiatriques survenant au cours de l'état gravido-puerpéral, c'est-à-dire tout ce qui entoure la grossesse, l'accouchement, l'avortement et l'allaitement. J'ai pu ainsi recenser, outre les cas des parturientes, des observations d'hommes ayant souffert de désordres psychiques durant cette période. Selon les divers types d'individus rencontrés, les troubles allaient d'une banale angoisse à des formes plus élaborées de délire de persécution, en passant par des manifestations physiques plus ou moins spécifiques. Ainsi ai-je noté des cas d'algies dentaires rebelles, des troubles digestifs avec intense ballonnement abdominal, des délires aigus de persécution avec négation du mariage, de la grossesse ou de la naissance de l'enfant. Ces hommes, en général très jeunes et immatures, étaient souvent violents avec leurs compagnes.

Certains miraient des œufs ou coupaient des bouts de ficelle pendant que leur compagne était en salle d'accouchement... Pour d'autres, il était devenu impératif d'être hospitalisé en même temps que leur conjointe au moment de l'accouchement...C'est ce qu'on a nommé le « syndrome de la couvade ». Le cas célèbre décrit par Henri Collomb à Dakar se caractérisait par un délire spécifique au cours duquel l'homme, un Sénégalais de l'ethnie Ouolof accouchait par le flanc des fragments d'enfant.

À la lumière de ces manifestations étranges, l'on retrouve toujours l'incomplétude de l'homme, son impossibilité anatomique et physiologique d'être l'égal de la femme qui, seule, peut porter et nourrir en son sein un enfant. Ce manque est généralement vécu comme très frustrant. Il peut partiellement expliquer pourquoi le besoin de création d'humanoïdes, robots, clones et autres inventions plutôt inquiétantes, est prépondérant chez le savant fou et pourquoi, à ma connaissance, il n'y a pas de savantes folles. Comme l'écrit Marc-Alain Ouaknin : « *(...) Peut-être le Golem est-il une passion spécifiquement masculine, qui compense l'impossible expérience de la maternité* ».

Je voudrais aussi citer brièvement la théorie kabbaliste de la création du monde, la théorie du « *tsimtsoum* » (le retrait) selon laquelle, Dieu, disposant de l'éternité, de la toute-puissance, aurait opéré une contraction de lui-même brève et infime, mais suffisante pour créer *Ha-Olam,* le Monde qu'il aurait ensuite englobé et porté en lui, comme une femme porte un enfant. Une simple extrapolation permet de voir en un tel dieu créateur une image féminine, maternelle, du moins telle qu'on se la représente habituellement. Je crains fort que cette extrapolation, qui n'est pas de mon cru, ne fasse hurler plus d'un, mais pourquoi ne pas proposer un tel concept ?

Les savants « fous » dans la fiction

À présent, j'aimerais partager avec le lecteur un parcours à travers les différentes adaptations de la légende du Golem et de quelques « héros » de fiction. Je suis persuadé que, pour qu'une fiction soit réussie, il faut qu'elle puise sa source dans la réalité.

En littérature

En dehors du cas spécifique de la fée Morgane, je n'ai retrouvé aucun texte faisant état d'une femme savante diabolique... Les versions divergent quant à la nature démoniaque ou bénéfique de Morgane. Cette dernière, demi-sœur du roi Arthur, disciple de Merlin, est présentée la plupart du temps comme une bonne fée. Elle fait partie de la mythologie celtique. Guérisseuse, magicienne, sorcière, enchanteresse, savante en médecine et en astronomie, elle sait confectionner des baumes pour toutes sortes de maux. Elle est la déesse hivernale des ténèbres et de la mort. Elle apparaît aussi sous la forme d'une méchante dans l'oeuvre de Jean Markale — pseudonyme de Jean Bertrand, à la réputation sulfureuse, génératrice de nombreuses polémiques — *Le Cycle du Graal*, en huit volumes. Perverse, manipulatrice, incarnation du mal, elle pratique la sorcellerie et apparaît comme le double maléfique de la fée décrite plus haut.

Michel Rio, écrivain français a consacré trois ouvrages à la légende du roi Arthur : Morgane est présentée comme une sorcière redoutable, ambiguë, pratiquant la vivisection, habile à confectionner des baumes, onguents et remèdes divers. Mais la vision de l'auteur est philosophique et poétique et l'utopie y est toujours présente et analysée finement.

Contrairement à ce que j'ai pu lire ici ou là, le mythe du savant fou n'a pas obtenu son acte de naissance au cours du XIXe siècle. La notion même de Golem existe dans la Bible, nous l'avons vu. À peine dégagée du carcan de la religion et de la chasse aux sorciers et sorcières, la science fait encore peur et excite les imaginations.

Écrivain irlandais d'origine anglaise, Jonathan Swift, né en 1667, publie ses *Voyages de Gulliver* en 1726. Dans un des quatre récits composant l'ouvrage, *Le Voyage à Laputa*, l'auteur raconte comment les hommes perdent la raison en « abusant de la philosophie », et de quelle manière les scientifiques veulent imposer leurs inventions « pour le bien du peuple », y compris contre leur gré, et conduisent le monde à sa perte. En cela, Swift est très actuel. En 1764, il meurt fou, seul, après s'être retiré du monde, se méfiant de tout et de tous, totalement persécuté, aigri et misanthrope. En dehors de Swift, la littérature faisant état des savants fous de manière plus directe débute au XIXe siècle.

L'histoire du docteur Victor Frankenstein, roman écrit par Mary Shelley, semble inaugurer le genre. Il est amusant de constater que cette « première » littéraire est la création d'une femme. Mary Wellstonecraft Shelley, née à Londres en 1797, publie en 1818 *Frankenstein ou le Prométhée moderne*[7]. Sa mère, décédée de fièvre puerpérale dix jours après sa naissance, fut une des premières féministes de l'histoire.

Elle écrivit un texte fondateur et précoce intitulé *Revendications des droits des femmes*, en 1792. Mary épousa Percy Shelley et une rencontre avec Lord Byron en 1816 fut le point de départ de son livre consacré au docteur Frankenstein. Lord Byron avait mis au défi Mary d'écrire une histoire de fantômes. Avec l'appui de Percy, le pari fut tenu en moins d'un an. Auparavant, en 1808, Goethe[8] avait retranscrit la légende de Faust. Faust était un astrologue qui aurait vécu de 1480 à 1540 et qui aurait conclu un pacte avec le Diable. A ce propos, je renvoie le lecteur intéressé aux travaux de Jean Louis Bandet, et notamment à son *Histoire de la littérature allemande* parue chez PUF.

Aussi bien Faust que Frankenstein ont donné lieu à d'innombrables adaptations. La liste des films qu'a inspirés le roman de Mary Shelley est impressionnante[9]. Quant au mythe de Faust, il a donné naissance à des adaptations littéraires, musicales (opéra)...

Une évocation des « savants fous » de fiction serait manifestement incomplète sans citer *Le Magnétiseur*, célèbre conte d'Ernst Theodor Amadeus Hoffmann publié en 1814. L'intrigue est fort troublante et met en scène le docteur Alban, mystérieux et adepte du magnétisme, de l'hypnose, épris de la jeune Maria fiancée à Hippolyte parti à la guerre. Alban s'empare peu à peu de la volonté de Maria et ne peut se résoudre à accepter une union entre son objet d'amour et Hippolyte revenu des combats. Voici un court extrait de cette nouvelle fantastique :

« *(...) Cet homme* [le docteur Alban] *ne me prescrivit aucun traitement. Il se bornait à me regarder d'un œil fixe (...) Il me sembla qu'Alban (...) allumait par sa volonté, au centre de mon être, un foyer de lumière... (...) Il s'opère entre Alban et moi une sorte de transsubstantiation intellectuelle qui me procure un bonheur bien supérieur à tous les délices que je pourrais imaginer dans la vie réelle (...)* »

Hoffmann poursuit :
« (…) *Maria dormait d'un sommeil paisible. Un doux sourire effleurait ses lèvres, et l'image du bonheur se reflétait sur son doux visage. Hippolyte était revenu de la guerre (...) Le mariage des fiancés devait être célébré le lendemain.* »

L'auteur décrit la scène :
« *(...) Les fiancés se rendirent à l'église. Mais au moment de s'agenouiller au pied de l'autel, Maria fut saisie d'un mouvement convulsif. Elle glissa, morte, dans les bras de son père. Le magnétiseur, caché derrière un pilier du saint temple, avait aspiré l'âme de la pauvre enfant (...)* »

En France, le génial Alexandre Dumas et son collaborateur Auguste Maquet publient, entre 1846 et 1849, un cycle romanesque intitulé *Mémoires d'un médecin* qui commence par *Joseph Balsamo* se poursuit par *Le Collier de la Reine*, *Ange Pitou*, *La Comtesse de Charny*. Dans *Joseph Balsamo*, (présenté en quelque sorte comme le début de la « carrière » de Cagliostro, Dumas met en scène un personnage étrange, effrayant, l'alchimiste Althotas — maître du jeune Acharat dit Joseph Balsamo et futur Cagliostro —, qui a mis au point un élixir de jeunesse, lequel, pris régulièrement confère l'immortalité. Mais la confection de ce mystérieux breuvage doit impérativement contenir entre autres ingrédients les trois dernières gouttes du sang artériel d'un jeune enfant ou bien d'une vierge. On retrouve là le « vieux démon » du meurtre rituel qui a servi et servira encore de prétexte dans l'Histoire lors des « croisades » antisémites. Joseph Balsamo est également hypnotiseur et magnétiseur. Au début de ce livre palpitant, il recherche activement sa femme Lorenza Feliciani, épousée sous contrainte et qui cherche à fuir l'emprise de cet homme qu'elle qualifie de diabolique. Un terrible orage contraint Balsamo à demander asile au vieux baron de Taverney qui vit dans son château délabré, à peine plus accueillant que celui du capitaine Fracasse (du prodigieux Théophile Gautier). Il y trouve le vieux baron, sa fille Andrée, belle et hautaine, Nicole Legay, sa caméristе, sosie « vulgaire » de la future reine de France Marie-Antoinette d'Autriche, et Gilbert, élevé par charité au château. Celui-ci, devenu médecin, sera au centre de la suite du cycle. Dumas invente une halte de la Dauphine Marie-Antoinette chez le vieux baron. Balsamo, sur l'insistance de la jeune princesse, lui révélera son venir tragique quand elle sera devenue reine de France. Il se sert également d'Andrée, medium et vierge, pour tenter de retrouver Lorenza qu'il aime passionnément. Voici un extrait de cette remarquable séance de magnétisme :

« *(...) Balsamo vint au-devant de la jeune fille (...)*

- Je vous ai commandé de dormir, dit-il ; dormez-vous ?

Andrée poussa un soupir, mais ne répondit point. Balsamo s'approcha de la jeune fille et la chargea d'une plus grande quantité de fluide.

- Je veux que vous parliez, dit-il.

La jeune fille tressaillit.

- Avez-vous entendu ce que j'ai dit ? demanda l'étranger. »

Dumas raconte la scène en détails :

« (...) *Andrée fit signe que oui.*

- Pourquoi ne parlez-vous point alors ?

Andrée porta la main à sa gorge, comme pour exprimer que les paroles ne pouvaient point se faire jour.

(...) – Maintenant, dit-il, voyez-vous ? (...) Je ne vous dis pas de voir avec les yeux ; continua Balsamo ; voyez avec la poitrine. »

L'auteur ajoute :

« (...) *Et tirant de dessous sa veste brodée une baguette d'acier, il en posa l'extrémité sur la poitrine palpitante de la jeune fille. Celle-ci bondit comme si un dard de flamme eût traversé sa chair et pénétré jusqu'à son cœur ; ses yeux se fermèrent aussitôt.*

- Ah ! bien, dit Balsamo, vous commencez à voir, n'est-ce pas ? (...) Et vous allez parler, n'est-ce pas ? (...) Qu'avez-vous ? demanda Balsamo. »

La scène se poursuit :

« (...) *- Oh ! je souffre ! (...) Parce que vous me forcez de voir et de parler.*

Balsamo leva deux ou trois fois les mains au-dessus du front d'Andrée et sembla écarter une portion du fluide prêt à le faire éclater. (...) Une telle expression de candeur et de modestie virginale embellit ses traits, que Balsamo radieux murmura :

- Un lis ! une pupille ! une voyante ! »

Dumas, fasciné par les expériences de magnétisme, continue :

« *(...) Et la jeune fille qui s'était soulevée à demi, retomba épuisée sur son fauteuil en poussant un profond soupir. Aussitôt Balsamo s'approcha d'elle, et, changeant par des passes magnétiques la direction des courants d'électricité, il rendit la tranquillité du sommeil à ce beau corps (...) Andrée sembla rentrer alors dans un repos complet (...) Balsamo, étendant à nouveau les mains vers Andrée, força la jeune fille de se redresser (...)* »

Balsamo « torture » littéralement la jeune fille :

« (...) *Quand il la vit préparée et soumise, il tira de son portefeuille un papier plié en quatre, dans lequel était renfermée une boucle de cheveux dans la main d'Andrée.*

- Voyez, demanda-t-il (...) Voyez ! (répondit) Balsamo en posant impitoyablement le bout de la verge d'acier sur la poitrine de la jeune fille.

Andrée se tordit les mains ; elle essaya de se soustraire à la tyrannie de l'expérimentateur.* »

Impitoyable, le « sorcier » interroge :

« (...) *L'écume vint à ses lèvres, comme autrefois à celles de la pythie assise sur le trépied sacré.*

- Que voyez-vous ?

---

* Souligné par moi.

- Une femme.
- Ah ! murmura Balsamo avec une joie sauvage, la science n'est donc pas un vain mot comme la vertu ! Messmer a vaincu Brutus. (...) C'est bien, fit Balsamo ; elle suit la route que je dois suivre (...) »

Balsamo, rassuré :
« (...) *Je la retrouverai à Paris (...) Maintenant, retournez au clavecin (...)*
- Reprenez de la force et continuez, reprit Balsamo en l'enveloppant d'une nouvelle émission de fluide.
(...) Balsamo rouvrit la porte, et Andrée, toujours endormie, descendit lentement l'escalier (...) »

Dans *La Recherche de l'Absolu* paru en 1834, Honoré de Balzac relate l'histoire de Balthazar Claës, un Flamand de Douai, passionné d'alchimie, à la recherche de l'unité de la matière. Il en devient fou et pense avoir découvert « La Vérité» au moment de rendre l'âme.

Guy de Maupassant publie en 1875 *Le Docteur Héraclius Gloss* relatant la triste histoire d'un savant adepte de la métempsycose. Gloss s'entiche d'un singe qu'il traite en ami, en frère, au grand dam de sa gouvernante. Gloss est persuadé d'avoir été réincarné près de vingt fois dont une sous l'identité de Pythagore. Après un premier séjour en asile, il massacre tous les animaux qu'il rencontre et finit ses jours interné.

Après Mary Shelley, pour les écrivains de langue anglaise, c'est au tour de Robert Louis Stevenson de nous faire frémir avec les aventures du docteur Jekyll, dans son célèbre roman, *L'étrange cas du docteur Jekyll et de M. Hyde*, paru en 1886.

Jules Verne[10] se servira des dernières inventions et de sa puissante et quasi inépuisable imagination pour créer les personnages du capitaine Nemo dans *Vingt mille lieues sous les mers* et du professeur Otto Lidenbrock dans *Voyage au centre de la terre*...

Herbert George Wells ira dans un sens voisin en nous racontant les aventures de ses héros de *La Machine à explorer le temps* qui inspirera fortement, nous le verrons par la suite, le génial Edgar P. Jacobs. Celui-ci met en scène avec brio le professeur Miloch Georgevitch dans deux albums : *Le Piège diabolique* et *SOS Météores*. Wells décrira un personnage plus complexe avec son fameux *L'Ile du docteur Moreau*, paru en 1896. Dans ce chef d'œuvre, le docteur Moreau crée des « animaux-hommes », des êtres hybrides, mais difficilement contrôlables qui finissent par exercer un effroyable pouvoir de destruction, y compris sur leur « créateur »... Serait-ce une préfiguration du clonage du siècle suivant ?

Sir Arthur Conan Doyle publie *Une Étude en rouge* en 1887, ainsi qu'une grande quantité d'œuvres littéraires (récits, aventures), et théâtrales... Dans *L'Homme qui grimpait*, l'auteur raconte les conséquences fâcheuses de la découverte d'un élixir de vie (fabriqué à partir du sérum d'une race spécifique de singes, le langur à tête noire, réputé rampeur et grimpeur) par le professeur Lowenstein de Prague. En outre, signalons, dans le récit intitulé *Le Ruban moucheté*, le diabolique docteur Grimesby Roylott, « éleveur » d' « un serpent domestique » destiné à tuer son épouse pour d'obscures raisons matérielles. C'est pourtant son maître que le serpent mordra. Mais surtout, outre les personnages célèbres de Sherlock Holmes et du docteur Watson, il crée le double maléfique de Holmes, le génie du Mal (encore un), le professeur James Moriarty, savant et criminel. Il est le seul ennemi de taille à affronter le grand détective anglais. Dans l'œuvre de sir Arthur Conan Doyle, Moriarty est affublé de sobriquets éloquents, « *génie criminel, bête venimeuse, araignée, Napoléon du Mal...* ». Son ombre plane sur Londres. Il est issu d'un milieu aristocratique, exerce ses talents dans les mathématiques, la philosophie, tout ce qui relève de l'abstrait, mais aussi et surtout dans le crime où il excelle.

Il se sert d'un vaste réseau d'agents à son entière dévotion et n'agit jamais personnellement. Moriarty organise la plupart des crimes commis à Londres, mais demeure introuvable. En fait, il s'emploie à effacer toute trace de ses actions criminelles et parvient à ne jamais être compromis. Il brouille les pistes, possède une vingtaine de comptes bancaires. À ce titre, on peut le comparer au docteur Mabuse dont il sera question plus loin. On retrouve le professeur dans sept récits des aventures de Sherlock Holmes, *Le Dernier problème*, *La Maison vide*, *La Vallée de la peur*, *L'Illustre client*, *Un Trois-quart manquant*, *L'Entrepreneur de Norwood*, *Son Dernier coup d'archet*. Sir Arthur Conan Doyle, après avoir fait mourir Holmes avec Moriarty dans une de leurs aventures, avait été contraint de le ressusciter, face à la réprobation massive et indignée des lecteurs. C'est ainsi qu'il poursuivit son œuvre et offrit à ses adeptes de nouveaux récits jusqu'au *Dernier coup d'archet.*

Hanns Heinz Ewers[11] (3 novembre 1871 – 12 juin 1943) est un des modèles du roman fantastique allemand de la fin du XIXe siècle. Peu connu en France, il a cependant écrit de nombreux ouvrages de science-fiction adaptés à l'écran. Son livre le plus troublant semble être *L'Apprenti sorcier*. Ewers, dans une vision quasi prémonitoire, relate les sombres événements qui vont agiter un paisible village agrémenté d'un lac. Survient alors un homme, l'apprenti sorcier, qui va déclencher la furie de monstres qu'il sera incapable de diriger. Parallèle avec la situation de l'Allemagne nazie, des démons du pangermanisme, des légendes teutoniques et des démons qui sont en nous. Le parcours de l'auteur est singulier : attiré par les thèses nationalistes du parti nazi balbutiant, les emprunts à la philosophie de Nietzsche, et le culte de la culture teutonne, il n'adhèrera toutefois jamais au NSDAP. Ewers s'insurge contre les éructations antisémites et homophobes. L'œuvre d'Ewers sera par la suite interdite durant une partie du IIIe Reich.

Sa brève « idylle » avec certains aspects des thèses nazies lui vaudra sa mise à l'index par de nombreux cercles littéraires. En 1943, Ewers meurt de tuberculose dans un total dénuement.

Selon les auteurs et selon leurs productions littéraires, on se situera soit dans le cas du savant fou génial ou dans l'évocation du savant fou démoniaque voulant jouer au Créateur et animé d'intentions criminelles. En effet, tout au long des recherches que j'ai pu mener, on se trouve sans cesse confronté à plusieurs types de savants, comme je le développerai plus loin. Au début du XXe siècle, d'autres auteurs exploitent le « filon » du savant fou. C'est le cas dans les aventures du docteur Mabuse, du docteur Cornélius Kramm, de Fantômas qui constitue un cas à part.

Le docteur Mabuse est un personnage démoniaque créé par l'écrivain luxembourgeois Norbert Jacques (1880 – 1954). À la fois psychologue et hypnotiseur, Mabuse est, lui aussi, l'incarnation du Mal. Mais il est habile (pervers ?) et se dissimule sous une multitude d'identités pour mener à bien ses projets criminels. Son but n'est pas de dominer le monde, mais de le détruire à l'aide d'un immense réseau, car Mabuse n'agit jamais directement par lui-même. Le grand cinéaste Fritz Lang en a tourné deux adaptations : *Mabuse, le joueur*, en 1922 et *Le testament du docteur Mabuse* en 1933. D'autres versions suivront. Auparavant, en 1927, dans *Metropolis*, Lang expose les méthodes du savant fou Rotwang, lequel dispose de pouvoirs scientifiques considérables.

Le docteur Cornélius Kramm est issu de l'imagination de Gustave Le Rouge (1867 – 1958). Il fut en son temps considéré comme un modèle du roman d'aventures scientifiques et policières à la fois. La « science » au service du crime ! L'œuvre de Le Rouge parut sous forme de feuilleton en 1912 – 1913. Elle a fait l'objet d'une réédition dans la collection Bouquins.

Fantômas est un cas particulier, créé par Marcel Allain[12] et Pierre Souvestre en 1911. Ici, le « monstre » n'est pas un scientifique, mais il incarne le mal absolu — lui aussi — en se servant de savants, par tous les moyens : enlèvements, coercitions de toute nature…

Virgil Gheorghiu publie *La vingt-cinquième heure* en 1949 adapté par Henri Verneuil en 1966. La position de Gheorghiu demeurera obscure car il n'a jamais renié ses écrits antisémites. Il écrira pourtant en 1986 dans *Mémoires, le Témoin de la Vingt-cinquième heure* : « *J'ai honte de moi. Honte parce que je suis Roumain, comme les criminels de la Garde de fer.* » Ces propos sont relatifs aux pogroms commis en Roumanie par la redoutable section spéciale. En 1963, Virgil Gheorghiu est ordonné prêtre de l'Église orthodoxe roumaine de Paris. Il meurt en 1992. Dans *La Vingt-cinquième heure*, nous sommes en 1939, dans le petit village roumain de Fontana. Johan Moritz est dénoncé comme Juif (alors qu'il ne l'est pas), par le gendarme Dobresco attiré par Suzanna, l'épouse de Moritz. Ce dernier est alors interné dans un camp de travail. Suzanna divorce. Au cours de son parcours cauchemardesque, Moritz est examiné sous toutes les coutures par un ethnologue nazi qui le déclare « *prototype de l'aryen nordique primitif* » : le savant est saisi d'un véritable délire et rassemble tout un faisceau de « preuves » attestant la fiabilité de ses thèses. Johan est affublé d'un uniforme *SS* et sa photographie paraît dans tous les magazines, ce qui lui vaudra d'être traduit devant le tribunal de Nuremberg, puis acquitté mais définitivement détruit.

L'écrivain belge Jean Ray[13] crée le personnage d'Harry Dickson. Citons notamment *Le Mystère des sept fous*, paru en 1933. Dans cet épisode, le célèbre détective surnommé le « Sherlock Holmes d'outre-Atlantique est sollicité par son ami Reginald Marlowe qui vit dans sa propriété décrépite de Firestone Hill. Marlow s'inquiète de la folie subite de six fortunés voisins et craint de subir un sort identique. L'asile du comté est dirigé par le troublant docteur Marden qui remplit son établissement du fait de cette soudaine « épidémie ». Les pratiques et l'attitude du psychiatre sont inquiétantes et semblent aggraver l'état de ses patients. Je ne dévoilerai pas la fin de l'histoire pour tenir en haleine le lecteur intéressé.

Dans la lutte contre le crime organisé, citons aussi Ian Fleming, le « père » de James Bond, publie en 1958 *James Bond contre docteur No*, qui sera suivi d'une multitude d'aventures adaptées par la suite à l'écran. Dans son jeune temps, durant la Seconde Guerre mondiale, l'auteur à lui-même fait partie des services secrets britanniques et mis au point des opérations audacieuses. Il met en scène dans ses romans James Bond 007, un héros doté d'une force et d'une séduction bien utiles au cours de ses exploits qui le conduiront à lutter contre les services secrets soviétiques, mais aussi contre une organisation mystérieuse nommée le *SPECTRE* (Service Pour l'Espionnage, le Contre-espionnage, le Terrorisme, les Règlements et l'Extorsion) crée par le redoutable aventurier Ernst Stavro Blofeld.

Ira Levin signe avec *Rosemary's baby*, un roman d'horreur au premier degré. Guy et Rosemary Woodhouse, jeunes mariés, emménagent dans le *Bramford*, un vieil immeuble de New York qui a une réputation sulfureuse, celle d'avoir hébergé au XIXe siècle les sœurs Trench — accusées d'avoir tué et dévoré des enfants — ainsi qu'Adrian Marcato, suspecté de sorcellerie et lynché par la foule. Leur vénérables voisins Minnie et Roman Castevet deviennent rapidement envahissants, notamment après le suicide par défenestration d'une jeune femme qu'ils hébergeaient. Rosemary, d'origine irlandaise et catholique a « osé » épouser un protestant non pratiquant et le mariage n'a été célébré que civilement. La jeune femme est très émotive et même facilement paniquée ; elle est en outre très suggestible. Le couple espère rapidement avoir des enfants. Guy est comédien mais a beaucoup de mal à se faire connaître dans le milieu du théâtre, se contentant de spots publicitaires à la télévision ou assurant des remplacements de comédiens. Des bruits étranges traversent la mince cloison séparant leur chambre du salon des Castevet. Un soir, Rosemary a abusé de cocktails fortement alcoolisés et Guy lui fait l'amour alors qu'elle est à demi inconsciente. Une grossesse se déclare et dès lors, l'intrusion des Castevet devient quotidienne. Minnie conseille à Rosemary de se faire suivre par un de ses amis, le « meilleur gynécologue accoucheur de New York, Abraham Sapirstein ». Celui-ci interdit à Rosemary tout traitement autre que les potions préparées par Minnie avec des plantes. Rosemary maigrit à vue d'œil, se plaint de douleurs intolérables du bassin, du bas-ventre, tremble pour l'enfant à naître. Son ami Hutch est troublé par la dégradation de la santé de la jeune femme et lui confie des ouvrages relatifs à la magie et aux sorciers. Hutch meurt mystérieusement après avoir rencontré Roman Castevet et perdu un de ses gants alors qu'il rendait visite à Rosemary. L'inquiétude gagne la jeune femme qui parcourt fébrilement les ouvrages mentionnés, sans comprendre le message griffonné par Hutch « tous des sorciers ». Alors qu'elle tente de se « distraire » en jouant au scrabble, elle mélange des lettres formant le nom de Roman Castevet et aboutit au bout de plusieurs manipulations à celui de Steven Marcato, le fils d'Adrian lynché dans l'immeuble selon la légende. À partir de ce moment, la panique de Rosemary est totale. Elle n'a qu'une pensée, fuir le plus loin possible car elle « sait » qu'elle est désormais la proie d'une secte d'adorateurs de Satan et que son enfant court un grave danger. Le livre d'Ira Levin n'offre qu'une lecture possible, la réalité de la possession démoniaque. Nous verrons que Roman Polanski en fait une adaptation plus nuancée.

Citons des ouvrages plus récents, *La Cité des savants fous* de Christian Coudurier, publié par les éditions Publibook. L'auteur jette un regard désabusé et même désespéré sur notre monde. Guillaume Marbot publie en 2004 *Le Chimiste*, œuvre de fiction dans laquelle il raconte les péripéties de la secte Sham. Sous un volcan éteint, celle-ci a bâti un monde à part et abrite un chimiste qui met au point un gaz mortel destiné à éliminer les ennemis de la secte afin de préparer la « Refondation » du pays.

Cette liste est loin d'être exhaustive. Régulièrement, paraissent des ouvrages fantastiques traitant du thème.

Fictions cinématographiques

Les savants fous ont beaucoup inspiré les cinéastes soit à partir d'adaptations de romans soit d'idées originales. Ainsi sur la trentaine d'adaptations cinématographiques de Frankenstein, je citerai quelques créations majeures proposées au public : celle de John R. Robertson en 1920. Rouben Mamoulian signe sa version en 1930. Victor Fleming, en 1941, donne le rôle de Jekyll au grand acteur Spencer Tracy. Puis Jean Renoir, en 1959, réalise *Le Testament du docteur Cordelier*, adaptation de l'œuvre de Stevenson, mais les noms des personnages ont été modifiés : Jekyll devient Cordelier, Hyde se nomme Opale. Le rôle de Cordelier-Opale est tenu magistralement par Jean-Louis Barrault. En 1963, Jerry Lewis adapte une parodie de l'œuvre de Stevenson, *Docteur Jerry et Mister Love (The Nutty Professor)*.

Otto Preminger met en scène en 1949 *Le Mystérieux docteur Korvo* avec l'éblouissante Gene Tierney (vedette de *Laura* du même cinéaste) et José Ferrer. Ann Sutton (incarnée par Gene Tierney) est l'épouse d'un psychanalyste.

Atteinte d'une kleptomanie qui la conduit à voler dans les grands magasins, elle évite de justesse une interpellation par la police grâce au docteur David Korvo qui lui propose de l'aider en utilisant l'hypnose. Le diabolique Korvo a conçu un plan machiavélique : il va persuader Ann d'endosser le meurtre de son ex-compagne.

Stanley Kubrik nous décrit en 1964, les péripéties du *Docteur Folamour*, joué par l'inoubliable Peter Sellers qui incarne à la fois Folamour, un officier britannique et le président des États-Unis. Le titre complet est en fait: *Docteur Folamour ou : comment j'ai appris à ne plus m'en faire et aimer la bombe* (*Doctor Strangelove or : How I Learned to Stop Worrying and Love the Bomb*). La guerre froide inquiète le monde. Un général américain paranoïaque a l'idée de faire bombarder l'Union Soviétique par des B-52. Le président américain réunit un cabinet de crise et fait appel à des experts. Les positions des bombardiers sont communiquées aux Soviétiques qui les abattent à l'exception d'un seul qui va accomplir sa mission. Parmi les « experts », figure le docteur Folamour, ex- nazi totalement « déjanté ».

Le Diabolique Docteur Z de Jesus Franco, tourné en 1966, relate les aventures d'un savant fou, le docteur Zimmer, inventeur d'une machine agissant sur la volonté des individus. Vilipendé par ses confrères, Zimmer meurt d'une crise cardiaque, mais sa fille Irma poursuit les recherches de son père et crée un robot nommé « Miss Muerte » qui est chargée de venger le père rejeté par la communauté scientifique. Jesus Franco semble avoir en partie puisé ses sources dans la célèbre BD de E. P. Jacobs, *La Marque Jaune*.

Roman Polanski réalise en 1968 une remarquable adaptation du roman fantastique d'Ira Levin, *Rosemary's baby*. Contrairement au livre, le cinéaste permet au spectateur de choisir entre deux lectures, le strict récit du livre d'une part ou bien un regard beaucoup plus nuancé et plus subtil d'autre part, consistant à déduire de l'attitude de Rosemary l'éclosion d'un délire aigu de la grossesse centré sur des thèmes de persécution, d'empoisonnement, de transformation de l'enfant, de rapt de ce dernier... Ces éléments sont bien connus des psychiatres. Rosemary est un sujet idéal car elle est pétrie d'angoisse, sa suggestibilité est manifeste et son problème de transgression de la foi de ses ancêtres et de rupture avec sa famille catholique n'est pas résolu.

En 1973, le cinéaste Alain Jessua crée *Traitement de choc*. Hélène Masson (interprétée par Annie Girardot) démarre une crise de confiance à l'aube de la quarantaine et rejoint un ami, Jérôme (Robert Hirsch) dans l'institut du docteur Devilers (Alain Delon) pour une cure de rajeunissement. Le diabolique docteur Devilers utilise des cellules fraîches humaines pour lesquelles il a recours à son personnel exclusivement portugais dont la plupart des membres meurent dans d'étranges circonstances... Il faut bien que le « bon docteur » trouve ses fameuses cellules humaines fraîches quelque part... ! La police mettra fin à ces crimes odieux et la morale sera sauve. C'est une version édulcorée de *L'Ile du docteur Moreau*.

John Schlesinger signe en 1976 *Marathon Man,* un remarquable *thriller* avec des acteurs de talent, Dustin Hoffmann et Sir Laurence Olivier notamment L'action se déroule à New York et met en scène Thomas Babington Lévy (surnommé Babe), étudiant en histoire à la recherche d'une explication au suicide de son père, juif, proche de l'idéologie communiste, et victime du *Maccarthysme* des années cinquante. Pour tenter d'oublier cette sombre période, Babe pratique la course à pied dans New York. Le frère de Babe, Doc Lévy, est emberlificoté dans une sombre histoire de diamants et de nazis réfugiés en Amérique du Sud. Babe croisera pour son malheur Christian Szell, ancien chirurgien-dentiste diabolique du camp d'Auschwitz qui « reprend du service » pour faire parler Babe. Szell est persuadé qu'avant de mourir, Doc a révélé à son frère la cachette des diamants.

Une scène particulièrement éprouvante réunit Dustin Hofmann et Laurence Olivier, cynique, froid et cruel qui torture le malheureux étudiant avec ses instruments de dentisterie en lui répétant de façon lancinante la phrase : « *C'est sans danger* ? ». Babe ne peut ni comprendre ni livrer le moindre renseignement, puisqu'il n'est au courant de rien. Il est trahi par une pseudo étudiante suisse interprétée par Marthe Keller. Ce film, haletant et admirablement joué par des acteurs prestigieux, amalgame de sombres pages de l'Histoire, des agents américains douteux et un terrifiant bourreau nazi. C'est une réussite. Il est tout à fait certain que parmi les exactions commises par les médecins des camps nazis, il y ait eu des expérimentations de toute nature, autant en médecine, en chirurgie (dentaire comprise, comme l'ont montré les travaux de X. Riaud), qu'en obstétrique...

Ingmar Bergman met en scène en 1977 un chef d'œuvre assez insoutenable pour le spectateur intitulé *L'œuf du serpent*. Berlin, 1923. République de Weimar. Misère, inflation galopante, famine, violences de toute nature sont le lot quotidien de cette Allemagne au bord du gouffre. Abel Rosenberg (David Carradine), interrogé par l'inspecteur Bauer (Gert Froebe) sur le suicide de son frère Max Rosenberg, est surpris par une question de l'inspecteur sur ses origines juives. C'est ainsi que démarre ce film fort, lourd, puissant, angoissant et violent. Abel se réfugie chez sa belle-sœur Manuela (Liv Ullmann), trapéziste avec les frères Rosenberg dans un sordide cabaret à l'enseigne de *La Mule Bleue*. Abel y retrouve le docteur Hans Vergerius (Heinz Bennent) qui lui propose un emploi et un logement dans sa clinique, après la destruction du cabaret par des nazis qui préfigurent les *SA* (Section d'Assaut). Le docteur Vergerius est un pervers psychopathe qui se livre à des expériences abominables dans les sous-sols de son officine. De nombreuses scènes sont insoutenables dans ce film qui détonne dans la carrière de Bergman.

La première se déroule dans les rues de la ville ; un cheval de trait s'affale, mort ; aussitôt, un attroupement se forme et la malheureuse bête, à peine tombée, est dépecée par une populace affamée et en furie... Plus tard, on assiste à une expérience de Vergerius : une jeune femme est enfermée avec un tout petit enfant dans une pièce dont il est impossible de sortir. Une glace sans tain permet à l'expérimentateur d'observer ce qui s'y déroule. Au bout de plusieurs heures, le bébé commence à pleurer puis à hurler, l'expérience consiste à mesurer le temps au bout duquel, la mère, parvenue à un niveau d'agitation extrême, n'en peut plus et projette violemment son bébé sur un des murs, provoquant sa mort. Vergerius étudie le suicide et il devient lui-même un objet d'expérience : il décide de se suicider au cyanure et, muni d'un miroir grossissant, se regarde mourir, afin de « jouir » du spectacle et de tout dominer jusqu'au bout... On sort douloureusement de ce film avec une sensation d'oppression qui mettra longtemps à se dissiper. Demeure chez le spectateur troublé un goût amer dans la bouche et une impression de fin du monde ou tout au moins celle d'une civilisation.

En 1993-94, Roman Polanski adapte au cinéma la pièce d'Ariel Dorfman, *La Jeune fille et la mort*, avec comme interprètes principaux Sigourney Weaver et Ben Kingsley. Dorfman, d'origine chilienne, est né à Buenos Aires en 1942. Son soutien à Salvador Allende le contraint à s'exiler en 1973 aux USA, où il enseigne la littérature d'Amérique latine. Depuis la chute de Pinochet, il partage sa vie entre le Chili, militant pour les droits d'homme, et les Etats-Unis. Parmi ses nombreux écrits, sa pièce de théâtre *La Jeune fille et la mort* lui vaut le prix de la meilleure œuvre à Londres en 1991. C'est un texte d'exilé, mais aussi un thriller qui nous conduit à nous poser des questions graves et douloureuses. En résumé, l'histoire se déroule vraisemblablement au Chili.

Gerardo Escobar, avocat, fait partie d'une commission chargée d'enquêter sur les crimes commis sous la dictature d'Augusto Pinochet. Sa femme, Paulina, a été torturée sauvagement quinze ans auparavant par un médecin sadique qui se livrait à ses pratiques criminelles en écoutant le quatuor n° 14 de Schubert connu sous le titre *La Jeune fille et la mort*. Le couple vit dans une maison isolée, au bord de la mer. Un soir, Gerardo, dépanné par un automobiliste, ramène ce dernier chez lui. Il s'agit de Robert Miranda. Paulina est fort troublée et est persuadée de reconnaître la voix de son tortionnaire d'autrefois. Commence alors un huis clos oppressant, haletant, au cours duquel Paulina va soumettre Miranda à la question et se transformer à son tour en tortionnaire, malgré la farouche opposition de Gerardo. L'œuvre est puissante, troublante car elle nous installe de force face à nous-mêmes. Que ferions-nous en lieu et place de Paulina ? L'identification d'une voix est-elle suffisante pour donner le droit à Paulina de se venger sans avoir recours à la justice ? Roman Polanski, dans son adaptation cinématographique nous fait « mijoter » dans une ambiance lourde, glauque, parfois insoutenable. Sigourney Weaver (Paulina) et Ben Kingsley (Miranda) s'affrontent dans un face à face éprouvant, alors que la musique sombre, mélancolique, voire douloureuse de Schubert scande les dialogues et les silences.

En 2002, le cinéaste italien Renzo Martinelli présente son film intitulé *Vajont* (titre original), *La Folie des hommes*, interprété par Michel Serrault, Daniel Auteuil et Elsa Morante. Cette œuvre, fondée sur des faits et des personnages réels, relate le désastre survenu dans la vallée de Vaillont/Vajont, dans les Dolomites italiennes. Carlo Semenza — qu'interprète Michel Serrault — est sans aucun doute le plus habile architecte international pour la conception des barrages. Son assistant, l'ingénieur Badiène (Daniel Auteuil) semble ne pas tenir compte des conditions de terrain, à la fois géologique et social.

Le 9 octobre 1963, 300 millions de mètres cubes provenant de la montagne voisine, le Mont Toc, s'effondrent et soulèvent, dans le lac artificiel du barrage, une vague de plus de 200 mètres. Une masse d'eau et de boue estimée à plus de 20 millions de mètres cubes se rue sur les villages environnants. On dénombre 2 000 morts. Ce barrage qui devait être le plus haut du monde en 1959 — 163 mètres — était supposé fournir à la région une véritable manne dans le tourisme et l'industrie. Des avertissements alarmants avaient été émis par les entreprises quant au risque potentiel de glissement de terrain. Avertissements non pris en compte en raison des sommes colossales déjà engagées dans le projet.

La bande dessinée

La BD (nous disions « illustrés ») — qui provoquait l'indignation et les hauts cris de bon nombre de nos enseignants ignares en la matière et totalement réfractaires par principe, de même qu'il était de bon ton dans les années cinquante de considérer Alexandre Dumas comme un « amuseur et un piètre écrivain » — a si abondamment relaté les aventures de savants fous que je propose au lecteur de regarder ce phénomène de plus près. Mes premières découvertes de savants fous eurent lieu lorsque mes parents m'abonnèrent au *Journal de Tintin*, alors que j'avais six ans environ. Je fus littéralement fasciné et même effrayé par la lecture du célèbre album d'Edgar P. Jacobs, *La Marque Jaune*. Par la suite, j'ai lu ou plutôt « dévoré » toute l'œuvre de ce grand dessinateur et scénariste fonctionnant de façon quasi obsessionnelle quant aux détails de l'intrigue (exactitude parfaite des lieux, des monuments à l'époque où l'histoire se déroule, longs commentaires très pédagogiques).

Je ne citerai pas tous les albums de Jacobs mais uniquement ceux qui ont un lien avec les savants fous.

Après nous avoir fait trembler pour ses héros, Philippe Mortimer, éminent scientifique humaniste inventeur d'un avion génial, l'*Espadon*, et Francis Blake, officier du MI5 (services secrets britanniques), l'auteur nous entraîne en Egypte dans *Le Mystère de la Grande Pyramide*, aventure mythique dans laquelle le colonel Olrik, le redoutable « méchant », finit possédé par un sort que lui jette le cheikh Abdel Razak — *par Horus, demeure ! Que ton nom ne soit plus !* Olrik erre dans le désert, amnésique et totalement confus. Nous apprendrons dans *La Marque Jaune* que le professeur Septimus, neuropsychiatre londonien, travaillant en Egypte, récupère cet être sans nom qu'il nommera *guinea-pig* (littéralement cochon d'Inde, cobaye) dont il va se servir de façon diabolique. Septimus est un savant fou. Alors qu'il exerçait à Londres, il passait pour un original, non crédible. Il fut obligé de publier sous un pseudonyme — le docteur John Wade — son œuvre majeure, *The Mega Wave* (L'Onde Méga). Il s'agissait d'une « onde » capable de contrôler le corps et le psychisme de tout individu soumis à elle par l'invention de Septimus, le *télécéphaloscope*, engin en mesure de diriger à distance tout individu programmé... Septimus rendait sa Marque Jaune quasi invincible et douée d'une force stupéfiante. Sa créature allait lui servir à assouvir sa vengeance contre quelques éminents collègues (railleurs et incrédules), un juge et un journaliste. Le livre de Wade avait été condamné en justice et la presse avait ridiculisé son auteur. Bien que protégé par son pseudonyme, Septimus s'estima humilié et surtout injustement méconnu ; il quitta Londres pour l'Egypte, mais nourri d'une vengeance qui allait trouver son instrument en la personne d'Olrik, devenu amnésique et totalement manipulable. Je laisse au lecteur le soin de « déguster » les péripéties de cette palpitante aventure. Comme il se doit, le bon droit, le Bien triomphent et l'abominable Septimus périt, désintégré par une machine de sa création et c'est sa « chose », *guinea-pig* qui est aux commandes et se trouve libéré !

Pour notre plus grand plaisir, Jacobs récidiva dans deux albums, *SOS Météores*, puis *Le Piège diabolique*. Le « méchant » est le professeur Miloch qui va s'attacher à éliminer son confrère et néanmoins ennemi Philip Mortimer. Le second album est clairement inspiré de H. G. Wells et de sa machine à explorer le temps. Mortimer et Blake viendront à bout de leurs ennemis, car ils incarnent des valeurs morales, le Bien, le droit, la justice… Jacobs nous offrira sa dernière aventure inachevée, *Les Trois formules du professeur Sato*, qui se déroule au Japon. Sato est un « bon savant » qui fait appel à son ami Mortimer, car il est en danger. Il a très peur de voir son invention tomber entre les mains de gens peu scrupuleux, en l'occurrence, l'indestructible colonel Olrik — encore lui —, au service d'une puissance étrangère. Une fois encore, Jacobs est un visionnaire et sa dernière publication vise à nous mettre en garde contre les dérives du clonage alors balbutiant au moment du premier épisode publié en 1977. Le second sera repris par le dessinateur Bob de Moor en 1990, après la disparition de Jacobs.

Après celle-ci, le dessinateur Yves Sente et le scénariste André Juillard font « revivre » Blake et Mortimer dans un album intitulé *La Machination Voronov*, publié en 2000. L'affaire débute par l'envoi d'une fusée soviétique, à partir de la base de Baïkonour. Pour des raisons inconnues, la fusée après avoir atteint son but, retombe sur Terre, et une équipe de la base de lancement chargée d'en récupérer les débris meurt mystérieusement. Nous sommes en pleine guerre froide, la guerre bactériologique pointe son vilain nez… Le méchant ici est le docteur Voronov, nostalgique de l'ère stalinienne et assoiffé de pouvoir. Il veut à tout prix récupérer la mystérieuse et redoutable bactérie rapportée par la fusée lors de son périple interplanétaire. Voronov isole la bactérie « Z », en découvre les potentialités et met au point une machination diabolique.

Il a découvert que seuls les enfants (après étude sur de très jeunes rats), peuvent être des porteurs sains de la bactérie et peuvent contaminer sans difficulté des *adultes-cibles* désignés. Le « secret » réside dans le fait que les jeunes enfants (comme les jeunes rats) possèdent encore un organe nommé thymus, glande précieuse qui les immunise contre les effets dévastateurs de la bactérie Z. À l'adolescence, le thymus s'atrophie, se sclérose et devient non fonctionnel. Les cibles de Voronov sont toutes choisies, ce sont les « grands » de ce monde, y compris la reine d'Angleterre que les « preux chevaliers » Blake et Mortimer vont défendre au péril de leur vie, comme de coutume. Ils y parviendront et pourfendront l'infâme Voronov, comme il se doit. L'intrigue est remarquablement menée, les dessins sont beaux, la relève de E. P. Jacobs semble assurée...

À travers toutes ces aventures en BD, nous verrons que les héros, les bons et les méchants, fonctionnent par paires ou par doubles. Il y a toujours un double « bon » face au « méchant ». C'est une constante dans toutes les aventures dont je me suis délecté. Septimus – Olrik face au « couple » Mortimer – Blake, Miloch face à Mortimer, le traître adjoint de Sato contre Mortimer...

L'immense talent d'André Franquin nous vaudra, outre la poursuite des aventures de Spirou, Fantasio, Champignac[14] et de Spip l'écureuil, la création géniale du Marsupilami, de Gaston Lagaffe et de Zorglub notamment. Pacôme, Hégésippe, Adélard, Ladislas, comte de Champignac, est un savant loufoque, qui se situe du côté du Bien, et invente des engins allant sous les mers, pratique des expériences voisines de celles du docteur Moreau (un coq à quatre pattes...). Mais surtout, il parvient à extraire des champignons — dont il sait tout — des substances aux multiples usages tel le *Métomol* qui ramollit tous les métaux, et des moisissures ultra-puissantes qui peuvent détruire en un instant les bâtiments les plus robustes… Face à Champignac, génial, mais peu pragmatique, il y a son vieux condisciple Zorglub, modèle du prodige méconnu et raillé, manipulable, maladroit mais non diabolique… Zorglub, le « Grand Z », a mis au point la Zorglonde qui déshumanise ses victimes et en fait une armée de Zorglhommes stupides, parlant la Zorglangue (verlan) soumis et qui préfigurent les clones… Le génial mais naïf « Grand Z » trouvera sur sa route l'anti-Fantasio, Zantafio le cousin qui se servira de la crédulité et de la mégalomanie de Zorglub pour construire une arme de destruction effroyable. Fort heureusement, le « bon » savant Champignac a, dans ses petites fioles, de redoutables extraits de champignons qui vont détruire les installations de Zorglub. À nouveau, on retrouve les équilibres déjà décrits ; les bons représentés par Spirou, Fantasio, Champignac aidés de Spip et du Marsupilami face à Zorglub et Zantafio… Auparavant, Franquin avait dessiné deux albums dans la collection nommée bien plus tard « Péchés de jeunesse ». Je citerai celle qui nous intéresse ici *Radar le robot*, publiée en 1947 et rééditée en 1976. Le professeur Samovard, totalement fou, a mis au point un robot fort impressionnant et très en avance sur ce que seront les robots du futur. Mais surtout, Samovard projette tout bonnement de détruire le monde, en « mettant le feu à l'atmosphère »… Il a toutefois mésestimé la ténacité et le courage de Spirou et Fantasio.

Il existe des savants « originaux » et non démoniaques, tels Cosinus[15], Géo Trouvetout — le savant génial qui fait des découvertes bien utiles lorsqu'il se donne un coup de maillet sur le crâne ; le personnage fut créé par Carl Barks des studios Disney en 1952 —, et Panoramix[16].

Hergé fournit une importante contribution en créant dans le fameux album, *Les Cigares du Pharaon*, le personnage farfelu du professeur Philémon Siclone, égyptologue *lunaire* frappé de folie après avoir reçu une fléchette empoisonnée au *Radjaïdjah*.

Il s'agit d'un poison redoutable dont seul le professeur Fan Se Yeng a pu mettre au point un antidote, dans l'aventure suivante, *Le Lotus bleu.* Ici, le méchant est l'odieux mais grotesque Rastapopoulos. Parmi les savants maléfiques et démoniaques chez Hergé, n'oublions pas le docteur Müller, sorte de double scientifique (plus retors) de Rastapopoulos. On le voit sévir dans trois albums : *L'île Noire*, *Tintin au pays de l'or noir*, et *Coke en stock*. Müller est un psychiatre dépourvu de sens moral, c'est un psychopathe authentique, amoral, cruel, cynique, criminel et audacieux. Pas de divan dans le cabinet du « bon » docteur Müller, mais des flacons de chloroforme et un électroencéphalographe. Dans l'aventure intitulée *Le Sceptre d'Ottokar*, Hergé réalise un tour de force, et adresse plusieurs clins d'œil au lecteur. Il crée le personnage de Nestor Halambique, savant spécialisé en sigillographie — la science des sceaux — qui fait par hasard la connaissance de Tintin. Ce dernier est invité à accompagner le professeur Halambique en Syldavie, afin de poursuivre ses recherches. Nous saurons plus tard que le professeur est affligé d'un frère jumeau prénommé Alfred. Celui-ci se substitue à Nestor et, aux ordres d'une organisation secrète dite *La Garde d'Acier*, dirigée par un certain Müssler, sous le sigle officiel ZZRK (*Zyldav Zentral Revolutzionär Komitzät*). On aura vite repéré la référence au fascisme et au nazisme avec la contraction des noms des deux criminels, Mussolini et Hitler. Le but est de voler le sceptre d'Ottokar, symbole de la royauté et de sa légitimité, d'abolir la monarchie et de se rattacher au pays voisin, la Bordurie. Sans le sceptre, le roi Muskar XII serait contraint d'abdiquer et de laisser le pouvoir à Müssler. Hergé exploite deux thèmes, le double avec les jumeaux Halambique et celui du savant « lunaire ». Il crée aussi le personnage du colonel Jorgen, traître à son roi, rouage du complot, et que l'on retrouvera dans *Objectif Lune* et *On a marché sur la Lune*.

Dans *L'Étoile mystérieuse*, apparaît le professeur Calys, qui avait calculé — mais de façon erronée — le moment exact de la collision d'un aérolithe géant avec la terre. Ne se rendant absolument pas compte du risque de désintégration de la planète, Calys s'exclame « (...) C'est moi, Hippolyte Calys, qui ai déterminé l'heure à laquelle se produira le cataclysme ! Demain, je serai célèbre ! » Le bolide ne fait que frôler la terre et un fragment de celui-ci, tombé en mer, est l'objet d'une expédition à laquelle participent Tintin, Milou et Haddock avec une équipe de scientifiques. Calys s'en approprie aussitôt la paternité et nomme *Calystène* le minerai que contient l'aérolithe identifié par spectrométrie. Dans le même album, un ancien condisciple de Calys, savant devenu fou et se faisant appeler le prophète Philipulus, proclame la fin du monde.Tintin, flanqué de son inséparable chien blanc Milou, représente les vertus exaltées à l'époque par la presse dite « enfantine ». Il sera rejoint par le capitaine Haddock, puis par Tryphon Tournesol, inventeur génial (engin sous-marin, fusée lunaire, émetteur d'ultra-sons d'une puissance destructrice considérable...). Tournesol n'est pas véritablement fou, mais plutôt « lunaire » et de surcroît atteint d'une profonde surdité. Il refuse de se munir d'un appareil acoustique, sauf dans l'album *On a marché sur la lune.*

Jean Valhardi[17] nous entraîne dans des aventures où le monde est en péril du fait d'un savant naïf et imprudent enlevé par une puissance étrangère. Le professeur Aristide, Eugène, Philidor Stagmus (on remarquera que les noms des savants fous sont souvent abracadabrants) est le génial inventeur du rayon super-gamma — un rayon de la mort d'une puissance effroyable —, convoité par bien des services secrets. Méprisé et raillé par les militaires et la police auxquels il a exposé ses travaux et les menaces qui pèsent sur lui. sa découverte intéresse au plus haut point un pays de l'Est, la Poldévie, (nous sommes en pleine « guerre froide »).

Poursuivant un objectif comparable, le détective Lefranc[18] s'échine à sauver le monde d'une menace de destruction de la planète, en combattant le scientifique et criminel Axel Borg.

Un cas suffisamment rare de femme savante diabolique mérite que nous nous y arrêtions. Il s'agit de Lady X, pseudonyme de Jane Hamilton, ennemie jurée du pilote de chasse américain Buck Danny et de ses co-équipiers Jerry Tumbler et Sonny Tuckson. Le scénariste de la série, Jean-Michel Charlier s'est inspiré d'un personnage réel, une aviatrice allemande pilote d'essai au cours de la Seconde Guerre mondiale, Hanna Reitsch. Victor Hubinon a dessiné de nombreux albums jusqu'à sa disparition en 1979. Francis Bergèse prend alors le relais. Jane Hamilton-Lady X est un ancien pilote de chasse de formation scientifique, mais elle s'est surtout reconverti dans le crime, vendant fort cher ses services. Elle utilise une multitude de mercenaires pour mener à bien ses actions tant dans le trafic que dans l'espionnage. Au début de la série, Lady X, froide, calculatrice, impitoyable, apparaît sous les traits d'une blonde et séduisante jeune femme aux yeux bleus perçants et cruels. Puis, après l'épisode *Le Pilote au masque de cuir*, Lady X apparaît brune, avec une perruque et notablement différente de la criminelle de la première période.

J'ai fini par dénicher, après moult recherches, une autre savante criminelle, Frieda Boher, dessinée par Raviola Roberto Magnus, scénariste et dessinateur italien, décédé en 1996 et dont les éditions Cornélius viennent de rééditer les albums en 2006. Plongée dans les années soixante, Frieda Boher est l'héroïne diabolique d'une série intitulée *Nécron*, bande dessinée « dite érotique pour adultes ». La « savante folle » crée un esclave sexuel destiné à assouvir ses fantasmes nécrophiles. Issue de l'imagination un peu « tordue » de son auteur, la série n'est pas à mettre sous de jeunes regards.

Je citerai également les aventures d'Adèle Blanc-Sec dans son 3e tome intitulé *Le Savant fou*, qui se déroule à la fin du XIXe siècle.

Harry Dickson réapparaît en BD grâce au scénariste Vanderhaeghe, co-fondateur des éditions Blake et Mortimer en 1983. Le détective américain est confronté une savante criminelle, la redoutable Georgette Cuvelier. Bien que se combattant sans merci, ils éprouvent l'un pour l'autre un attrait certain et quelques « pauses » fort intimes dans leur guerre sans merci sont à signaler.

Mentionnons enfin Dick Briel qui signe en 1981 (1982 pour la version française) *Le Mystère de la plante Tako*, dans la série des aventures du professeur La Palme. Des explorateurs anglais rapportent une plante d'une expédition dans un pays imaginaire d'Amérique du Sud, dans des conditions complexes dont je laisse au lecteur la joie de découvrir les méandres. En résumé, un biologiste véreux analyse ladite plante, en découvre les vertus (qui décuplent les capacités humaines dans tous les domaines), mais non les effets toxiques. Fort heureusement, La Palme veille et met fin aux agissements des bandits. On retrouve ici le vieux mythe de la potion magique procurant puissance, savoir voire immortalité… La liste est longue et ouverte, heureusement pour nous. Les héros poursuivent toujours le même rêve, mènent les mêmes combats, mais leur histoire s'inscrit pleinement dans les époques qu'ils traversent. Seule la technologie change et si l'on ne se sert plus du télégraphe ou de la diligence, les ordinateurs sont omniprésents et… omnipotents !

Une question importante se pose : qui sont donc ces savants fous ? Le mot savant est au masculin car, en dehors de l'héroïne de fiction Lady X, de Georgette Cuvelier et du cas plus que discutable de la fée Morgane, je n'ai retrouvé que des hommes, malgré les recherches conséquentes auxquelles je me suis livré. Au « mieux », trouve-t-on deux femmes pour une multitude d'hommes savants fous !

J'ai constaté également que les patronymes des savants fous, dans les œuvres de fiction, étaient le plus souvent germaniques et rarement latins, que ce soit avant ou *a fortiori* après la Seconde Guerre mondiale.

Essai de caractérologie

Parvenu à ce niveau de ma réflexion, je peux tenter une sorte de caractérologie des savants fous ; car « ils » ne se ressemblent pas tous, mais quelques « caractères » émergent et constituent des modèles. Une constante domine pour tous les cas cités : la mégalomanie « galopante » si j'ose m'exprimer ainsi. Celle-ci constitue le terreau fertile d'un délire paranoïaque en mesure d'éclore de façon explosive. Un égoïsme monstrueux aussi, conséquence de leur personnalité exclusive, égocentrique, soupçonneuse voire délirante.

Mais il faut soigneusement différencier les savants fous. Commençons par ceux qui sont dépourvus d'intentions clairement malveillantes ou destructrices, mais tellement embrasés par leur passion qu'ils ne subodorent même pas les conséquences de leurs recherches et de leurs découvertes si celles-ci tombaient dans des mains malhonnêtes ou criminelles. Parmi eux, citons Tryphon Tournesol, souvent « lunaire », Cosinus, Champignac, Géo Trouvetout, Folamour (*Strangelove*), Sato, Stagmus…et un non scientifique, Fantasio, inventeur du *Fantacoptère*…

À un degré plus inquiétant, on retrouve Faust, Frankenstein, Nemo, Otto Lidenbrock. Mentionnons encore Jekyll qui est entièrement responsable de ce qui advient, car il se sert de ses talents pour égaler le Créateur, joue à l'apprenti sorcier et se métamorphose en un Hyde monstrueux et criminel.

Cordelier n'est qu'une « copie » de Jekyll. Zorglub, pour sa part, est si vaniteux qu'on pourrait ignorer sa création de la *Zorglumobile*, un hybride de *jet* et d'hélicoptère qui serait bien utile dans des opérations de sauvetage. Le savant fou est un génie méconnu, jaloux, raillé, vilipendé, voire traité de fou par ses pairs. Il en conçoit une amertume se transformant en haine et il n'a qu'un projet, se venger au-delà de tout ce que les autres pensaient de lui, il faut que sa vengeance soit terrible. Le savant fou se sert d'un comparse esclave homme à tout faire : Septimus a sa Marque Jaune, Zorglub a mis au point la Zorglonde et ses Zorglhommes obéissants...

Le délire apparaît nettement lorsque le Monde entier est la cible du savant devenu réellement fou. Nous arrivons alors aux savants fous dont le projet est d'asservir, dominer, éliminer, détruire, tuer des adversaires ou d'anéantir le monde. Parmi eux, je citerai Septimus, Moreau, No, Rotwang, Cornelius, Miloch, Mabuse et Georgette Cuvelier, une des seules femmes de mon petit « catalogue » certainement incomplet ! Georgette Cuvelier n'est pas folle au sens psychiatrique du terme, c'est une savante criminelle.

Les savants « fous » dans la réalité

La réalité dépasse largement la fiction et les vrais savants fous ont sévi pour le plus grand malheur de l'humanité. Je vais en tracer quelques portraits effrayants et édifiants. Bien plus redoutables que leurs collègues de fiction, ils ont sévi et sévissent encore dans de nombreuses disciplines authentiquement scientifiques ou qui se proclament comme telles. Leur savoir et donc leur pouvoir de nuire est alors d'autant plus diabolique qu'une caution scientifique constitue la base de leur influence.

Le baquet de Messmer

Franz Anton Messmer, natif d'une bourgade voisine du Lac de Constance en Allemagne, se consacre aux études de théologie et de médecine. Il soutient en 1766 sa thèse de doctorat sur « *L'influence des planètes sur les maladies humaines* ». Il s'installe à Vienne où il fait la connaissance du père Hell, astrologue et jésuite qui affirme guérir des malades au moyen de fers aimantés. Messmer est fasciné par cet homme et par sa technique, ce qui lui vaut la vindicte de ses confrères et une expulsion de la faculté de médecine. Il s'exile à Paris et met au point sa théorie nommée « magnétisme animal » ainsi que son fameux « baquet » de galvanisation. Cet « outil » est décrit minutieusement par le marquis de Puységur, un des disciples du maître.

Il s'agit d'un baquet de bois « (...)* de cinquante cm de haut rempli d'eau dans laquelle trempait du verre pilé et de la limaille. Un couvercle percé de trous recouvre le tout ; de ces trous sortent des branches de fer coudé et mobiles que chaque patient applique sur la région malade. Dans une ambiance de lumière tamisée et une musique de Mozart jouée par un pianiste, les patients reliés entre eux par une corde passée de leur cou, Messmer se promène devant ou au milieu d'eux, sa baguette à la main... » La technique attire beaucoup de monde, y compris dans l'aristocratie parisienne. Alexandre Dumas décrit fort bien, dans son fameux *Le Collier de la Reine*, une séance dans laquelle un sosie de la reine Marie-Antoinette, conduite par Jeanne de La Motte — une intrigante se prétendant descendante des Valois —, se donne en spectacle et contribue ainsi au vaste mouvement de démolition de la monarchie commencée par les sociétés secrètes ayant pour devise les trois lettres L. P. D. (*Lilias Pedibus Destrue*, il faut détruire les lis aux pieds). Mais en 1784, la Société Royale de Médecine condamne les travaux de Messmer qui part pour Londres puis pour l'Allemagne où il meurt en 1815. Ses théories sont contestées par des praticiens et chercheurs tels que Charcot, Bernheim qui soutiennent l'hypnose et la suggestion, mais rejettent l'idée du « fluide animal » défendue par Messmer.

Jean-Martin Charcot (1825-1893)

Père de la neurologie moderne avec Guillaume Duchenne (dont les travaux sur la myopathie sont fondamentaux), il se rend célèbre par ses leçons de la Salpêtrière où il déclenche chez des femmes « suggestibles » de spectaculaires crises d'hystérie nommées par la suite « crise à la Charcot » de mê-

* www.hypnotherapeute.org/histoire.htm

me que les cuisiniers parlent de tournedos Rossini ! Rival féroce d'Hippolyte Bernheim qui officie à Nancy, Charcot est fortement suspecté (lui ou ses collaborateurs) d'avoir tiré parti de ses découvertes en utilisant parfois de fausses malades, actrices en mal de cachet, qui mimaient à la perfection les crises déclenchées par le « maître ». Il sera critiqué par certains de ses disciples courageux pour ses travaux peu étayés relatifs à la métallothérapie, et la métalloscopie. Il semblerait que l'emploi du temps très chargé de Charcot l'ait contraint à confier à ses assistants la **préparation** des patientes avant la leçon publique ! En tout état de cause, il y a doute sur la vraisemblance de certains cas. Sigismund Schlomo Freud assistera aux leçons des deux « gourous » de l'époque, Charcot et Bernheim. Freud écrit dans *Ma Vie et la psychanalyse*, à propos de sa rencontre avec Charcot :
« *(...) Bien des démonstrations de Charcot avaient chez moi, comme chez d'autres élèves étrangers, éveillé d'abord de l'étonnement et une tendance à la contradiction. Charcot répondait toujours à nos objections avec affabilité et patience, mis aussi avec beaucoup de décision ; dans l'une de ces discussions, il laissa tomber ces mots* " Ça n'empêche pas d'exister ", *paroles qui devaient s'imprimer en moi de façon inoubliable (...)* »

Freud note :
« *(...) Je ne puis dissimuler une question qui s'est posée souvent à mon esprit. Il y avait autour de Charcot des assistants d'une haute valeur scientifique, doués d'un esprit critique pénétrant, d'une valeur morale absolue. Il me paraît impossible que plusieurs d'entre eux n'aient pas eu de doute sur la sincérité des sujets, n'aient pas compris l'invraisemblance de certains faits. Pourquoi n'ont-ils pas mis en garde Charcot ?* »

Freud conclut :

« *(...) La seule explication que je conçois avec toutes les réserves qu'elle comporte, c'est qu'ils n'ont pas osé alerter Charcot, craignant les réactions violentes du Maître, que l'on appelait le César de la Salpêtrière...* »

J'ajouterai qu'il est fort regrettable que Freud, témoignant pour la circonstance d'une clairvoyance et d'une honnêteté salutaires, ne se soit pas appliqué ces réflexions à lui-même.

Jack l'Eventreur

Je me contenterai de mentionner brièvement le cas « douteux » de ce monstre qui tua cinq prostituées dans le quartier de Whitechapel à Londres, à la fin du XIXe siècle, sous le surnom de « Jack l'Eventreur » inventé par un journaliste en mal de sensations fortes pour un public avide d'histoires saignantes... La vérité n'a jamais pu être établie quant à l'identité de ce *serial killer* avant la lettre. On a évoqué le fait qu'il s'agissait d'un savant, d'un médecin, d'un chirurgien, mais le mystère reste entier.

Les médecins idéologues précurseurs des pseudo-théories sur les « races »

Les premiers travaux importants sur la question sont dus au psychiatre Benedict A. Morel (1809-1873), dont le tristement célèbre *Traité des Dégénérescences* paru en 1857. Morel, opposé à Darwin, est un créationniste et non un évolutionniste. Ayant fait le constat (?) que les troubles mentaux sont majorés au fil des générations, il invente la théorie de la dégénérescence. L'homme aurait été créé parfait par « Dieu », les péripéties de l'humanité, notamment la syphilis devenue hérédosyphilis polluent l'homme.

Voilà les fondements d'une théorie qui, à l'époque, fit bien des adeptes et non des moindres, tels les aliénistes Magnan et Edouard Toulouse (1865-1947). Il est vrai que paraissaient alors, en soutien à ces théories fumeuses, celles de Joseph Arthur de Gobineau (1816-1882) et du gendre de Richard Wagner, Houston Stewart Chamberlain (1855-1927). Des scientifiques prennent le relais, Alexis Carrel, prix Nobel de médecine en 1912 et « champion » de l'eugénisme, Charles Richet, prix Nobel de médecine en 1913, partisan des théories raciales et de leurs dérives racistes... Il est regrettable que Richet ne se soit pas limité à sa découverte précieuse sur l'anaphylaxie ! De façon plus précise, notons que Magnan, psychiatre français est un regrettable « pionnier » en matière de théorie de la dégénérescence. Dans sa classification clinique des maladies mentales, cette notion apparaît comme centrale. Mais l'aliéniste allemand Emil Kraepelin ne sera pas en reste, loin s'en faut. Il fera entrer presque tous les processus « dégénératifs » dans la démence précoce, « ancêtre » de la schizophrénie décrite plus tard par le psychiatre Eugen Bleuler. Kraepelin demeure encore à l'heure actuelle un des piliers de la nosographie psychiatrique occidentale. La classification américaine dite DSM tente de réduire à un indigeste fourre-tout ce qui fut une construction rigoureuse, fine et précise quoique entomologique. En 1899, Emil Kraepelin considère les sujets atteints de *dementia praecox* comme « incurables », c'est-à-dire qu'ils représentent un danger permanent et réel pour eux-mêmes ou pour autrui, outre la charge qu'ils imposent aux leurs et au corps social. Les conceptions de Kraepelin peuvent conduire à l'exclusion ou à l'extermination de toute une population, dès lors qu'un idéologue ou un politique ajoutent à ce redoutable cocktail la notion de « race », d'*Untermensch*... Kraepelin soutient le discours eugéniste ambiant du XXe siècle naissant.

Il insiste, dans son manuel de psychiatrie, sur ses inquiétudes à propos d'une civilisation qui « *maintient en vie les inférieurs mentaux et les malades et leur permet (...) de se reproduire* ». Aloïs Alzheimer le suit dans ses idées en 1914 et rejoint la Société d'Hygiène Raciale allemande fondée par le docteur Ploetz en 1905. De nombreux psychiatres allemands partagent les mêmes idées eugénistes, Weygandt (1870-1939, directeur de l'asile de Hambourg, devenu titulaire de chaire) ; Rüdin, disciple du psychiatre eugéniste suisse Forel (1848-1931). Entre 1920 et 1930 s'activent dans ce sens Fritz Lenz nommé le « pape de l'eugénisme », titulaire de l'unique chaire d'hygiène raciale allemande à Munich en 1931, Gaupp, titulaire de la chaire de psychiatrie à Tübingen, Hoche de Fribourg, le neuropsychiatre Kihn (action T4, cf. Benoît Massin).

Alexis Carrel, (de son vrai nom, Marie-Joseph-Auguste Carrel-Billiard), est chirurgien, biologiste et neurophysiologiste. Né à Sainte-Foy-lès-Lyon en 1873, décédé à Paris fin 1944, Carrel adhère au Parti populaire français pronazi (PPF) de Jacques Doriot. En 1941, il est promu « régent » de la *Fondation française pour l'étude des problèmes humains* chargée de « *l'étude, sous tous ses aspects, des mesures les plus propres à sauvegarder, améliorer et développer la population française dans toutes ses activités* », grâce à sa fidélité à Pétain et à ses idées eugénistes. L'université Lyon I Claude Bernard a donné son nom à la faculté de médecine qui sera débaptisée en 1996, au terme d'une longue polémique[20] plus de vingt ans après son inauguration. C'est Laënnec, le génial inventeur du stéthoscope, qui est honoré depuis. Pour en « finir » avec Carrel, je cite l'ouvrage de Lucien Bonnafé, éminent psychiatre et Résistant, écrit avec Patrick Tort : *L'Homme, cet inconnu ? Alexis Carrel, Jean-Marie Le Pen et les chambres à gaz*[*].

---

[*] Lucien Bonnafé et Patrick Tort : *L'Homme, cet inconnu ? Alexis Carrel, Jean-Marie Le Pen et les chambres à gaz*. Paris, Syllepse, 1992.

Voici un extrait de l'article du même Patrick Tort paru dans *Le Monde Diplomatique*, juin 1998, page 32 : « *(...) C'est l'époque où, avec Lucien Bonnafé, psychiatre bien connu à la fois comme l'un des créateurs de la psychiatrie de secteur en France et comme ancien animateur de la Résistance en zone sud , fut publié un petit ouvrage sur ce sujet, exigé à ses yeux par les circonstances.* »

Tort déclare :

« *(...) Le livre en question, paru durant l'automne 1992, connut un succès tel qu'il permit, en instruisant l'action des associations locales auprès des municipalités, de faire débaptiser en France l'essentiel de ce qui (rues et établissements publics) portait le nom du médecin lyonnais émigré aux Etats-Unis et revenu dans son pays natal pour y prêter main-forte au maréchal Pétain.* »

Tous ces scientifiques ont été précédés, rejoints ou accompagnés par l'anthropologue français Georges Montandon, des écrivains, des journalistes, tels Edouard Drumont, Léon Daudet, Maurice Barrès, Charles Maurras, Drieu La Rochelle, L. F. Destouches dit Céline, Lucien Rebatet, Robert Brasillach, Paul Morand... La liste est longue, écœurante et prouve à quel point une idéologie à support pseudo-scientifique peut engendrer de ravages !

Sigismund Schlomo Freud et Wilhelm Fliess

Ils méritent une mention toute spéciale du fait de leurs « très horrifiques et véritables aventures » dans des domaines spécifiques. Je prends le risque — ce ne sera ni la première ni la dernière fois — d'irriter bon nombre de mes confrères psychanalystes dogmatiques.

Quand on étudie attentivement l'œuvre de ces deux personnages*, on ne peut que demeurer frappé d'effroi par la lâcheté de Freud qui, après la mort en 1891 d'Ernst Fleischl von Marxow (assistant du savant Brücke) — à la suite d'un abus de cocaïne ordonnée sous la forme d'injections sous-cutanées par Sigmund *himself* — n'eut pas même le courage d'assumer ses prescriptions, mais en outre, retira de la liste de ses publications un article consacré à l'usage du stupéfiant pour lutter contre les effets délétères de la morphine, alors qu'il posait sa candidature au poste de *Professor Extraordinarius* à l'Université de Vienne. Mais les erreurs médicales — les aberrations devrais-je écrire — ne se limiteront pas à ce lamentable événement. En effet, la malheureuse Emma Eckstein, une des premières victimes et propagandistes de la toute jeune méthode psychanalytique, paiera dramatiquement le prix fort pour les « convictions sans faille » de ses thérapeutes Freud et Fliess. Venue consulter pour des « problèmes gynécologiques », Emma Eckstein fut étiquetée en 1895 par Fliess — Freud le confirma — « névrose nasale réflexe », pathologie inventée de toutes pièces par Fliess, centrée sur le réflexe naso-génital, symptôme majeur des masturbateurs... (sic !) Fliess interviendra chirurgicalement en pratiquant une ablation du cornet nasal moyen gauche et une cautérisation. Les dégâts — infection, inflammation, hémorragie, oubli par Fliess d'une mèche de 50 centimètres *in situ* — furent importants et nécessitèrent deux nouvelles opérations. Emma Eckstein faillit perdre la vie du fait de l'incompétence et de l'aveuglement de deux charlatans.

Jacques Benesteau a rédigé avec courage un volumineux ouvrage fort bien documenté sur les *Mensonges freudiens*.

---

* Lu dans la retranscription de la conférence du professeur Robert Wilcocks de l'Université d'Alberta, prononcée le 13 février 2003 à l'Alliance française d'Edmonton (www.evopsy.com/article109.html).

Mais la presse française spécialisée a ignoré ce livre qui aurait pu choir aux oubliettes du fait des pressions du lobby psychanalytique encore actif dans les milieux dits intellectuels de notre pays. Pourtant, il eût été salutaire de parler des erreurs et des échecs de celui qu'on a appelé à tort le père de la psychanalyse. Freud serait apparu comme plus « sympathique » car humain et faillible. En effet, Freud a fait tant d'emprunts non mentionnés* à des prédécesseurs : l'interprétation des rêves dans l'Ancien Testament et la méthode analytique dérivée directement du Talmud et du *pilpoul*, (interprétation à l'infini des textes), les travaux du philosophe Antiphon d'Athènes deux millénaires et demi avant Sigmund, la notion d'inscient décrite par Montaigne, celle de subconscient de Leibnitz. Fort heureusement, à sa décharge, Freud a eu aussi le courage et le mérite de proposer de manière simple et claire, une lecture nouvelle des troubles psychologiques, provocatrice pour l'époque, dans un empire austro-hongrois fortement antisémite et en voie de décomposition.

Le « cas » Wilhelm Reich

Excommunié par Freud après avoir été de ses favoris (Freud utilisait souvent ce procédé douteux), Reich est un psychiatre et psychanalyste autrichien né en 1898 à Dobrzcynica — à l'époque, partie intégrante de l'Empire austro-hongrois et à présent ville d'Ukraine —, décédé aux USA en 1957. Il axe très tôt ses travaux sur la sexualité et ce qu'il nomme « énergie d'orgone ». Ses parents, Juifs libéraux, lui offrent une vie confortable loin de toute pratique religieuse.

---

* H. Alain Amar : *Mémoires d'un psychiatre (dé)rangé*. Éditions L'Harmattan. Paris, 2006.

Reich porte une lourde responsabilité dans la mort de sa mère : lorsqu'il atteint 14 ans, il révèle à son père la liaison de sa mère avec un de ses précepteurs. La mère se suicide. Il publie en 1927, un ouvrage dédié à son « maître » Sigmund, *Die Funktion des Orgasmus.* Reich est pour le moins un « exalté » engagé et crée un dispensaire de soins psychanalytiques gratuit pour les moins nantis, puis un centre de recherches baptisé *Sexpol* qui sera interdit par les nazis.

Le désaccord profond avec Freud survient à propos de divergences sur Eros et Thanatos, Reich affirmant — contre l'avis du « maître » — que Thanatos (l'instinct de mort) n'est pas primaire mais secondaire et acquis au long de l'existence. Reich adhère au Parti communiste allemand, mais doit fuir le pays en 1933, du fait du virage nazi. Il passe par le Danemark, la Norvège, l'Angleterre (où il rencontre l'ethnologue Bronislaw Malinowski qui publie une étude intéressante sur la non-universalité du complexe d'Œdipe. Reich l'admirait de longue date ; cf. Kolbenhof), puis décide d'aller vivre aux USA. Il fait l'acquisition d'une propriété baptisée *Orgonon* et crée l'*Orgone Energy Clinic* pour les adultes et le *Orgonomic Infant Research Center* pour les enfants et les adolescents*. Il est le père du projet *Oranur* (*Orgonotic Anti-Nuclear Radiation*) et déclenche des désastres tels que le lieu est déclaré contaminé par les radiations. La « folie » de Reich semble de plus en plus évidente lorsqu'il propose à des patients consentants une irradiation dans un « accumulateur d'orgone » pour les aider à traiter leur cancer... Reich sévit également dans d'autres domaines, ainsi lors de l'invention de son *cloudbuster* (brise nuages) qu'il avait « mis au point » pour lutter contre la sécheresse en Arizona notamment...

Les autorités américaines alertées par ses agissements pour le moins étranges le condamnent (après des péripéties

---

* www.fr.wikipedia.org/wiki/Wilhelm_Reich

grand-guignolesques) en 1956 à deux ans de pénitencier. Il y meurt fin 1957.

Otto Gross, l'autre « fils maudit »

Avec Wilhelm Reich, il est l'un des plus brillants disciples de Freud. Il exprime un peu haut et fort ses propres idées. Sa soif d'indépendance et la propagation d'idées anarchisantes lui valent un internement en 1907. Il est alors hospitalisé à la clinique du Burghölzli de Zurich — sur recommandation de Freud, il y est suivi sans succès par Carl Gustav Jung ; plus tard, Gross sollicite les soins de Stekel sans plus de résultat — à la demande de Hanns Gross, son père. Ce dernier, animé d'un autoritarisme démesuré, fut le fondateur de la criminologie. Il influence fortement Otto pour poursuivre des études psychiatrie. Ce jeune médecin, particulièrement brillant, mais totalement oublié, apparaît comme un dissident de Freud [on le devenait aisément dès que l'on osait s'opposer à l'autorité du patriarche Sigmund]. Et pourtant, dans ses écrits, Otto Gross rend régulièrement hommage à Freud. [N. d. A.]. Cela ne l'empêche pas de devenir *Privatdozent* et assistant d'Emil Kraepelin. Il défend des idées proches de celles de Reich sur la liberté sexuelle, de même que des conceptions anarchistes. Il est sensible au mouvement dadaïste et fréquente aussi bien Franz Kafka que Leonhard Frank, Max Brod, Franz Werfel, allant de Vienne à Graz, Prague, Munich et Berlin. Il consomme de plus en plus de stupéfiants ; il a des ennuis avec la police et se retrouve abandonné de Freud, de son père, de tous... Hanns Gross obtient un certificat de complaisance accablant signé de Jung [fortement influencé par Freud] qui lui permet d'interner et de placer sous tutelle Otto jugé décidément insupportable et *psychopathe*. Otto, sorti de l'asile, mène une vie errante.

On le retrouve à demi-mort de froid sur un trottoir de Berlin en 1920. Conduit dans un sanatorium, il y meurt presque aussitôt, alors qu'il n'a que 43 ans*.

Mendeleïev « kaputt », ou le délire d'un chimiste contemporain

Au cours de mon exercice professionnel, j'ai reçu un jour en urgence, à la demande expresse du rectorat, un enseignant chimiste exerçant dans une école d'ingénieurs. Il était calme, poli, et même affable... En fait, c'était un exalté, un « hypomaniaque » comme nous disons dans notre jargon psychiatrique. Cet homme, brave au demeurant et excellent professeur, était arrivé un matin en cours, très excité. Il avait exigé le silence total pour « *annoncer la grande nouvelle* ». Il avait eu une nuit agitée, et n'avait en fait pas dormi ou si peu. Il avait reçu la « *grande révélation* » : la classification des éléments de Mendeleïev était fausse et lui allait lui substituer sa « *propre classification, la seule, la vraie* ». Les étudiants, de futurs ingénieurs, avaient attendu la fin du cours pour saisir le responsable de cette école et c'est ainsi que je vis cet homme dont il fallut organiser un transfert en unité d'hospitalisation pour des soins urgents ainsi qu'un congé de longue durée. Il était totalement convaincu de ce qu'il affirmait et accepta pourtant de « se mettre au vert », pour permettre, me dit-il, à « *ses contradicteurs de faire amende honorable et de reconnaître ses conclusions* ».

Qui était Dimitri Ivanovitch Mendeleïev ? Elève particulièrement doué, devenu chimiste célèbre, Mendeleïev naquit à Tobolsk en 1834 et s'éteignit à Saint-Pétersbourg en 1907. Son ouvrage majeur sur les principes de la chimie contient sa fameuse classification des éléments, le tableau périodique.

---

* http://fr.wikipedia.org/wiki/Otto_Gross

Quelques mathématiciens

Paul Erdös

Né à Budapest en 1913, ce mathématicien a consacré toute sa vie à la recherche jusqu'à sa mort en 1966, à Varsovie, dans la misère. En 1934, du fait de son ascendance juive, Erdös se réfugie en Angleterre puis aux USA. Il retrouve une partie de sa famille en Hongrie en 1948. Les sbires du sénateur Mac Carthy le déclarent communiste et lui interdisent l'entrée du territoire américain en 1950. Il émigre en Israël où il demeure quelques années. Il survit en assurant des fonctions d'enseignant « itinérant ». Erdös sera très prolifique — on note une multitude de travaux sur la théorie des nombres, des graphes... — mais son manque de discernement, de pragmatisme et son ésotérisme difficile à « suivre » le desservent considérablement. Il est l'exemple même du savant totalement déconnecté de la réalité, plongé dans l'abstraction.

Albert Einstein

Il ne s'agit pas d'un savant fou, loin s'en faut, mais ses travaux prodigieux ont permis à des politiques de forger des armes de destruction effroyables. Il aurait dit qu'il regrettait certaines de ses découvertes. Selon lui, une guerre nucléaire pouvait être comparée à une scène où deux individus se lanceraient mutuellement une grenade dégoupillée dans un espace fermé et réduit... Il n'y aurait pas de survivant. « *Si la science pouvait conduire l'homme dans les étoiles, elle pouvait* [elle peut, N. d. A.] *le ramener à l'état sauvage* » (attribué à Albert Einstein). On lui attribue également la phrase suivante : « *Il existe deux choses incommensurables, l'infini et la bêtise humaine, mais je suis moins sûr pour l'infini...* »

John Forbes Nash

Né en 1928 en Virginie (USA), Nash est un mathématicien de génie qui a essentiellement travaillé sur la théorie des jeux, mais aussi sur la géométrie différentielle. Il manifeste très tôt un vif intérêt pour les mathématiques. En revanche, il est un adolescent solitaire, studieux et peu communicatif. Il est admis au *Carnegie Institute of Technology* à Pittsburgh, puis rejoint l'université de Princeton où il poursuit ses travaux sur la théorie de l'équilibre. Sa réflexion le conduit à étudier plus à fond la négociation, à la suite des travaux de Joseph von Neumann*. Il rédige un mémoire sur *Les Jeux non coopératifs*, travail qui lui vaudra en 1994 le prix Nobel en sciences économiques pour sa théorie dite *l'équilibre de Nash.* John est atteint de schizophrénie et les premiers signes de cette maladie apparaissent en 1958, même si des symptômes avant-coureurs étaient perceptibles dès l'adolescence (son goût prononcé pour l'abstraction, sa recherche de solitude, son comportement parfois étrange...). Admis en 1958 au McLean Hospital, le diagnostic de schizophrénie paranoïde est posé. Dans le film qui comporte des situations et des personnages imaginaires, Nash est, dans son délire, un agent des services secrets. En fait, le délire véritable du mathématicien était centré sur le fait qu'il voulait participer à la création d'un gouvernement mondial. Il demanda même à l'ONU de lui délivrer une carte d'identité en tant que « citoyen du monde ». Il affirmait repérer dans les quotidiens des messages codés provenant d'extra-terrestres... Sa maladie lui vaut plusieurs séjours hospitaliers, plusieurs essais de neuroleptiques, et l'éloignement du monde scientifique. Les années 90 marquent un tournant dans sa vie, il semble plus apaisé, et son génie renaît, sa production d'articles aussi.

---

* Joseph von Neumann a écrit un traité sur *La Théorie des jeux et du comportement.*

Son histoire a inspiré un livre fort bien documenté écrit en 1999 par Sylvia Nasar, adapté plus ou moins fidèlement par Ron Howard dans son film *Un Homme d'exception*, réalisé en 2002.

Du « rififi » chez les Yankees

Ceux qui se figurent être les « gendarmes du monde », les donneurs de leçons en tout genre d'outre-Atlantique, n'ont qu'à bien se tenir ! En effet, il n'y a pas de quoi être fier voire arrogant lorsque l'on met en œuvre des expériences aux antipodes de l'éthique. De 1932* à 1972, des chercheurs américains ont réalisé à Tuskegee en Alabama (un des États les plus racistes des USA) un essai sur la syphilis en vue de son éradication. L'abstention thérapeutique avait été retenue comme objectif de l'essai. Les soignants étaient des témoins passifs de l'évolution naturelle de la maladie. Précisons que tous les patients inclus dans l'étude étaient Noirs, pauvres et peu ou pas scolarisés. La pénicilline existait pourtant. Une campagne de presse vigoureuse et indignée mit fin à ces travaux plus que douteux : « *(...) En 1966, un article du docteur Henry Beecher dans la revue* New England Journal of Medecine *révélait vingt-deux expériences qui s'étaient déroulées aux Etats-Unis en contradiction flagrante avec l'éthique. Les plus notoires étant, entre autres, celles du Jewish Chronic Disease Hospital (1963), du Willowbrook State School (1956) et de Tuskegee (1932-1972) où on avait procédé à des expérimentations telles l'injection de cellules cancéreuses à des personnes séniles mais saines, la transmission délibérée de l'hépatite B à des déficients intellectuels et le maintien d'un traitement par placebo d'un groupe de personnes de race noire atteintes de syphilis (...)* »**

---

* www.contrepointphilosophie.ch (rubrique éthique, juin 2005).

** www.cegep-chicoutimi.qc.ca/ethiappl/comacfas.htm

Toujours aux Etats-Unis* « *(...) Les recherches psychologiques sur le thème de la privation sensorielle se multiplièrent de façon concomitante de son utilisation, en tant que méthode de torture, en Allemagne. (...) Dans les années 1970, le docteur Delgado, neurophysiologiste espagnol installé aux Etats-Unis, était fréquemment l'objet de controverses du fait de ses recherches sur la manipulation du cerveau (sic). C'est de son laboratoire que devaient sortir les plus importants projets de surveillance et de contrôle du comportement humain. (...) Après avoir fait sa carrière à l'université de Yale, Delgado est retourné en Espagne (...) peu avant la mort de Franco. Il y a accepté le poste de directeur de la faculté de médecine de Madrid. Actuellement, des médecins et des psychothérapeutes prennent directement part à l'application de la peine de mort aux Etats-Unis. Ce sont les médecins qui mettent au point le produit et le dosage appropriés de l'injection létale, et ce sont eux qui l'appliquent. Seuls les prisonniers jugés " sains d'esprit et de corps " peuvent être exécutés. Ils sont donc examinés au préalable par un médecin et par un psychiatre. S'il est sain d'esprit, il peut être exécuté, car il sera accessible à la sanction pénale. S'il ne l'est pas, il doit entamer une psychothérapie dont l'objectif 'thérapeutique' est de le rendre accessible à la peine encourue.* »

Le docteur Petiot, chef de réseau criminel

Alors totalement inconnu du public, il commence à faire parler de lui en 1943, alors qu'il se propose de faire passer en Argentine des personnes recherchées par la Gestapo. Moyennant le « dépôt » d'objets de valeur ou d'espèces, le « docteur Eugène » (Petiot) devient chef de réseau et recrute des « rabatteurs ».

---

* cf. F. Sironi.

La Gestapo découvre l'existence du réseau, Petiot est arrêté, torturé, puis libéré et invente alors sa légende de résistant sous le nom de capitaine Valéry. Mais qui était donc ce Petiot ? Son identité complète est Marcel André Henri Félix Petiot. On remarque très tôt chez lui des conduites étranges et inquiétantes, il torture et massacre des animaux domestiques. Au cours du premier conflit mondial, il est blessé puis réformé pour troubles mentaux, mais parvient à achever ses études médicales et ouvre un cabinet privé en 1922. Son parcours est émaillé de troubles du comportement, kleptomanie notamment, délits divers et variés : escroqueries, détournements de fonds alors qu'il vient d'être élu maire de Villeneuve-sur-Yonne. Révoqué, il quitte cette ville pour Paris où il crée une clinique, mais ses tribulations lui valent une interpellation pour vol. Afin d'éviter la prison, il invoque la maladie mentale et se retrouve interné à Ivry. À sa sortie, il devient en 1941 propriétaire d'un hôtel particulier à Paris. Après quelques péripéties mouvementées, Petiot regagne la capitale et son hôtel de la rue Lesueur en mars 1944. Des voisins, incommodés par des odeurs bizarres provenant de l'immeuble, alertent les pompiers. Ces derniers sont contraints de pénétrer par effraction, en l'absence de Petiot et découvrent des cadavres tronçonnés, une immense chaudière prête à les faire disparaître, une cinquantaine de valises, une véritable bimbeloterie (dont de nombreux objets précieux)... Petiot est arrêté en octobre 1944. Il est accusé de 27 assassinats, mais en revendique 63.

C'est Maître René Floriot qui assure sa défense. Petiot est guillotiné en mai 1946. Son histoire a été portée à l'écran (*Le docteur Petiot,* de Christian de Chalonges en 1990), avec Michel Serrault dans le rôle-titre. L'affaire Petiot est un peu à part dans mon inventaire dans la mesure où s'il s'agit bien d'un scientifique de formation, c'est d'abord un criminel de longue date profondément perturbé depuis sa tendre enfance.

Il est une sorte de modèle du savant authentiquement fou et criminel.

Les médecins de l'Allemagne nazie

Autant les savants « fous », dans leur grande majorité, ont agi ou agissent encore de façon individuelle, solitaire, aidés d'une sorte de comparse pourvoyeur de « matériel humain », autant les savants « fous » — qui étaient loin de l'être — durant la barbarie nazie (et l'époque encore récente du goulag soviétique), ont agi dans le cadre d'une organisation solide, avec une hiérarchie établie, un programme mis au point avec des subsides non négligeables des autorités en place. Il n'en demeure pas moins que ces scientifiques au service de la machine nazie se sont livré à des expériences abominables qui ont conduit à l'existence du Code de Nuremberg après la Seconde Guerre mondiale, puis aux lois actuelles protégeant les personnes participant à la recherche bio-médicale. Pour avoir été personnellement membre du Comité d'éthique du CHU de Lyon et membre titulaire du CCPPRB (Comité de Protection des Personnes dans la Recherche Biomédicale) durant plusieurs années, j'ai pu mesurer le chemin parcouru en près de cinquante années ainsi que le caractère indispensable de ces instances.
« *L'expérimentation*[*] *médicale nazie désigne les expériences médicales du IIIe Reich, dirigées par le grand mécène de la médecine nazie, Himmler, sur les déportés. (...) Les expérimentations médicales et scientifiques le passionnaient, et (...) il n'hésitait pas à donner un coup de pouce pour faciliter les démarches administratives (...)* »
Des précisions sont nécessaires :

---

[*]http://fr.wikipedia.org/wiki/Exp%C3%A9rimentation_m%C3%A9dicale_nazie

« (...) Himmler ne s'intéressait pas seulement à la mise en route des expériences. Il suivait leur progression, étudiait les observations et suggérait, à l'occasion, des améliorations. Mais surtout il était l'ange gardien des médecins, toujours prêt à endosser l'entière responsabilité de leurs agissements. Tous ces médecins utilisaient donc les êtres humains comme des cobayes. Certains, toutefois, faisaient un pas de plus et procédaient à des expériences qui n'étaient plus dictées par le désir de venir en aide aux malades. »
Ajoutons également ceci :
« (...) Ces expériences allaient dans un sens tout à fait différent, car elles rejoignaient les objectifs nazis. On discerne, dans ces agissements, un désir d'élargir le processus de destruction. Les techniciens médicaux qui participèrent à ce type de recherches ne se livraient pas à du bricolage sur des détenus : ils cherchaient le moyen d'assurer la domination définitive de l'Allemagne sur l'Europe. »

Selon Jacques Delarue :
« (...) La passion de Himmler pour les expériences scientifiques, ou plutôt pseudo-scientifiques, spécialement dans le domaine des recherches raciales, l'avait amené à créer en 1933 la société Ahnenerbe *ou Héritage des ancêtres (...) chargée à partir de 1935 d'étudier tout ce qui avait trait à (...) la soi-disant race nordique indo-germanique. »*
Delarue poursuit :
« (...) Himmler ordonna la constitution de la société, inspiré par Hermann Wirth, professeur hollandais, spécialiste de l'étude du germanisme. (...) Le 1er janvier 1939, cette société reçut un statut nouveau qui la chargea de recherches scientifiques, lesquelles aboutirent aux expériences dans les camps. Le 1er janvier 1942, la société fut rattachée à l'Etat-major personnel de Himmler et devint un organisme S. S.
L'auteur complète son propos :

« *(...) Le Comité directeur comprenait Himmler, président, le Dr Wuest, recteur de l'Université de Munich, et Wolfram Sievers, ancien libraire devenu colonel S. S., secrétaire de la société. Il collectionnait les squelettes. Il fut pendu, après son procès à Nuremberg. C'est l'*Ahnenerbe *qui, sur les instructions de Himmler, provoqua, organisa et finança la plupart des expériences. L'*Ahnenerbe *prit un développement énorme et disposa finalement de cinquante instituts scientifiques spécialisés (...)* »

Benoît Massin précise quant à lui que 69 % des médecins étaient des « soldats » du *Führer*. Un médecin sur deux était membre de la NSDAP entre 1925 et 1945, le taux des professeurs de médecine dans l'université allemande membres du parti nazi atteignant le record de 80 %, avec une « flèche » à 93 % chez les plus jeunes enseignants médecins ! La psychiatrie nazie s'illustre de façon dramatique dans des expériences de stérilisations massives, de privation d'aliments, d'isolement sensoriel... (cf. Alice Ricciardi von Platen).

Il semble que selon les divers camps de déportés, les médecins nazis se soient « spécialisés » dans telle ou telle expérimentation. Le catalogue global est terrifiant, mais nécessaire à transmettre aux générations futures. En voici un aperçu :

- Stérilisations d'hommes et de femmes (injections intra-utérines et rayons X)
- Infections provoquées : abcès, phlegmons, typhus, paludisme, fièvre jaune, gangrène, tuberculose, hépatite, variole, typhoïde, diphtérie, choléra... avec essais de vaccins dans certains cas.
- Études sur la faim, le froid, la chaleur, les jumeaux, les stupéfiants, les poisons, les brûlures provoquées, les électrochocs, les hormones, l'absorption prolongée d'eau de mer,

les expositions aux basses pressions, des interventions chirurgicales non nécessaires, l'ypérite (gaz moutarde), le cyanure de potassium, l'absorption de produits à forte teneur en plomb, la fabrication de vessies artificielles, bombes incendiaires au phosphore essayées sur des déportés, expériences sur la régénération des os, des muscles et des nerfs...
- Injections intracardiaques mortelles de phénol
- Limites de résistance et de survie en haute altitude.

Dominique Natanson* a recensé 695 criminels nazis et complices dont une liste partielle de médecins ou agissant en tant que tels est annexée en note n° 20. Il n'est bien sûr pas question de détailler les exactions de chacun. Toutefois, celles de quelques-uns me semblent devoir figurer ici, ne seraitce que pour rappeler quel degré d'abjection a été atteint par ces médecins.

Joseph Mengele

Tristement célèbre pour ses « travaux », en fait ses expérimentations terrifiantes, au camp d'Auschwitz, Joseph Mengele, né en 1911, est l'aîné d'une fratrie de trois garçons. Il évolue dans une riche famille de Bavière qui fabrique toujours du matériel agricole. Joseph étudie la médecine et l'anthropologie dans les Universités de Munich, Vienne et Bonn. À Francfort, il devient l'assistant d'Otmar von Verschuer qui dirige l'Institut de biologie héréditaire et d'hygiène raciale. Membre du parti nazi à partir de 1937, il est incorporé dans la *SS* l'année suivante. Il sert durant trois années dans une unité de *Waffen SS*. Du fait de ses blessures sur le front Est, il est promu *Haupsturmführer*, médaillé (Croix de fer première classe), mais inapte au combat et nommé officier médical du camp des Gitans, à Birkenau, puis après la « liqui-

* http://www.medito.com/hi1006k.htm

dation » des détenus, médecin-chef de Birkenau. On le nommera « l'ange de la mort ». Ses principales expérimentations portent sur les jumeaux. Mengele n'a ni scrupule ni éthique ni doute et sélectionne ses cas pour essayer de changer la couleur des yeux de ses cobayes humains en leur injectant des produits *in situ* (dans l'œil !) ; il tente de créer des siamois... Les expériences sont trop atroces pour être davantage détaillées... Lors de la défaite nazie, Mengele fuit déguisé en simple soldat. On l'arrête mais sans l'identifier et Mengele parvient à passer entre les mailles d'un filet bien peu efficace. Il se réfugie en Argentine, puis au Paraguay, au Brésil où il meurt par noyade en 1979, terrassé par une crise cardiaque. Avant de refermer ce paragraphe, je désire reproduire le témoignage — cf. Hermann Langbein — d'Ella Lingens, infirmière polonaise déportée à Auschwitz sur les agissements de Mengele :
« *Je me rappelle la petite Dagmar. Elle était née à Auschwitz en 1944 de mère autrichienne et j'avais aidé à la mettre au monde. Elle est morte après que Mengele lui eut fait des injections dans les yeux pour essayer d'en changer la couleur. La petite Dagmar devait avoir des yeux bleus !...* »

*Une femme médecin nazi au procès de Nuremberg**

Herta Oberheuser est **l'unique femme médecin nazi** comparaissant pour crimes contre l'humanité devant le tribunal international de Nuremberg. Elle s'est tristement illustrée en provoquant des infections à l'aide de bactéries, mais aussi par l'introduction — dans des blessures provoquées d'objets (clous rouillés, objets souillés) pour observer l'évolution spontanée de ses « essais ».

---

* http://www.jewishvirtuallibrary.org/jsource/biography/hober.htm

Lorsque les détenus étaient sur le point de mourir de ces atrocités, elle les achevait volontiers elle-même par injection létale intraveineuse d'essence et d'Evipan (il s'agit de l'hexobarbital, un barbiturique retiré du marché français depuis longtemps). La mort ne survenait qu'après 3 à 5 minutes, le déporté demeurant pleinement conscient...! Herta Oberhauser est condamnée à 20 ans de réclusion criminelle, mais elle fut libérée en 1952 au bout de cinq ans de détention. Elle reprendra son activité professionnelle en tant que pédiatre jusqu'à sa radiation de l'ordre des médecins en 1960...

Les déportées originaires de Rhodes

Voici un extrait de l'article d'Esther Fintz-Menascé :
« . *Dans le témoignage recueilli à Dachau par Giovanni Melodia, le lendemain de la libération, on peut lire :* " Toutes les femmes qui travaillaient à la cuisine affirment qu'une **femme médecin *SS*** mettait dans les chaudières un produit chimique qui donnait à la soupe une saveur particulièrement acide et qui provoquait dans la bouche, dans l'estomac et ensuite dans l'intestin, la sensation d'une brûlure très vive… »
Mélodia précise :
« (…) une démangeaison externe au niveau du ventre, enflures et taches rouges qui ressemblaient à de petites écorchures rectilignes. Tous les deux jours, la femme docteur venait les contrôler au bloc, elle leur faisait soulever leur jupe, même dans la rue devant tout le monde, et elle examinait s'il y avait des traces d'enflures et des taches, et dans ce cas les femmes étaient conduites à l'infirmerie. »

Toutes eurent les symptômes décrits ci-dessus, mais pas de façon simultanée. À toutes ces femmes se manifesta l'interruption des règles.

Seulement maintenant, après 10 mois, grâce aux soins des médecins de ce camp libéré, deux ont constaté le retour normal de leurs règles, les deux autres pas encore *(...) Probablement, les Allemands n'obtinrent pas le succès désiré parce que le temps que les Rhodiennes passèrent à Auschwitz fut relativement bref ; malgré cette brièveté de séjour dans les Lager, le pourcentage des morts fut très élevé parmi les Rhodiens : quatre-vingt-dix pour cent environ (...)* »

*Walter Paul Emil Schreiber**

Médecin élevé au grade de général dans la *Wehrmacht*, il réalise des essais sur des prisonniers, notamment le « gazgangrène », le virus du typhus, certaines drogues, l'immersion dans de l'eau glacée et le confinement en chambre à basse pression. Le tribunal militaire américain le condamne en 1949 à six ans d'incarcération. On le libère par anticipation et il décède en Italie en 1952.

*Kurt Blome***

Il s'agit d'un biologiste nazi coupable d'avoir expérimenté sur des déportés des vaccins contre la peste. Le tribunal de Nuremberg l'acquitte, alors que le JIOA (*Joint Intelligence Objectives Agency*), le recrute et l'engage dans la *United States Army Chemical Corps* afin de l'utiliser dans la mise au point d'armes chimiques et biologiques.

---

* http://fr.wikipedia.org/wiki/Walter_Schreiber
** http://fr.wikipedia.org/wiki/Kurt_Blome

Aribert Heim

Médecin d'origine autrichienne, il a été recherché pour avoir pratiqué la vivisection sur des déportés des camps de Mathausen et Buchenwald. Le site Internet wikipedia* précise à ce sujet : « [À] *Mauthausen, où il reste sept semaines, Heim se livre à des interventions sans anesthésie et à des expériences médicales pour lesquelles il utilise les détenus comme cobayes. Il réalise notamment des études comparatives sur des mélanges de poisons...* »
Il utilise un chronomètre pour évaluer :
« *(...) la rapidité d'injections létales qu'il effectue directement dans le coeur des prisonniers. C'est cette pratique qui lui vaut (...) le surnom* d'El banderillero [et N. d. A.] *de Dr. Tod ('Docteur La Mort'). Durant son séjour, qui dure un peu moins de deux mois, il est soupçonné d'avoir provoqué la mort de plusieurs centaines de prisonniers, assassinés ou décédés des suites de ses recherches.* »

Edouard Wirths

Il étudie au camp de Birkenau les résultats de l'injection de substances toxiques dans l'utérus des déportées !

*Karl Gebach***

Il se livre, au camp de Ravensbrück, à des expériences consistant à fracturer les jambes saines de déportées pour réaliser des essais de transplantation. Dès l'été 1942, les médecins *SS* soumettent les déportées du camp de Ravensbrück à de pseudo expériences médicales.

---

* http://fr.wikipedia.org/wiki/Arinert_Heim
** http://memorial-wlc.recette.lbn.fr/article.php?lang=fr&ModuleId=56

Ces « médecins » *SS* [*quelle dérision que d'accoler ces deux vocables. N. d. A.*] expérimentent des méthodes de soins des blessures avec différentes substances chimiques, comme le sulfanilamide, pour tenter de prévenir les infections. Ces tristes sires procèdent également à des essais de fixation et de transplantation des os, en pratiquant des amputations suivies de réimplantations. Les SS utiliseront environ 80 femmes cobayes d'origine polonaise et française. Les décès sont nombreux et les survivantes auront des séquelles définitives. Enfin, ces bourreaux nazis stériliseront des femmes et des enfants majoritairement Tziganes.

*Carl Clauberg**

Ce médecin nazi procède à des expériences médicales sur les détenus du bloc 10 au camp d'Auschwitz, entre 1941 et 1944. Avec son acolyte, *Horst Schumann*, il se livre à des stérilisations massives à Birkenau.

Johann Paul Kremer, quant à lui, « excelle dans les injections intra-cardiaques mortelles de phénol.

*Erwin Ding***

Médecin et *SS*, ce praticien se livre au camp de Buchenwald à des castrations imposées à des déportés homosexuels. Beaucoup d'entre en sont morts. Un « lot » de jeunes déportés homosexuels est sélectionné pour faire partie d'un essai sur la typhoïde.

---

*www.auschwitz.muzeum.osviec.im.pl/html/eng/historia_KL/eksperymeny-pk.html

** http://www.triangles-roses.org/annees_noires1.htm

En 1944, dans ce même camp, le médecin *SS* Vaernet (alias *Jensen*) se sert de déportés homosexuels pour tester sa théorie sur « l'inversion de polarité hormonale ». À cette fin, il procède sur ses cobayes à des greffes de glandes synthétiques de sa fabrication, pour les « remettre dans le droit chemin ». Plus précisément* : « *(...) Ce médecin danois (Sturmbannführer Vaernet) vint au bloc 50 et demanda au (docteur) Ding de lui fournir des prisonniers (...) Les expériences avaient pour but de transplanter des glandes afin d'opérer des changements chez les homosexuels (...) On a sans doute utilisé au moins quatorze ou quinze personnes entre l'été de 1944 et le mois de février de 1945, date à laquelle Vaernet disparut.* »

Le rapporteur note en outre :

« *(...) Il y eut tout un échange de correspondance entre Ding et Poppendick. Ces expériences médicales furent exécutées au moyen d'injections de médicaments ; dans le cas des opérations sur les homosexuels, elles prirent des allures variées. Dans beaucoup de cas, des glandes artificielles synthétiques furent transplantées. Je pense avoir le droit de dire que ces expériences provoquèrent la mort de deux sujets.* »

Cette déclaration** émane du docteur Eugen Kogon devant le procureur Mc Haney en janvier 1947 à Nuremberg. Le même Eugen Kogon relata dans un livre des faits accablants pour les médecins nazis : « *(...) Le meurtre délibéré de patients à l'infirmerie était encore plus souvent pratiqué que les expérimentations. Il y avait des camps tel celui d'Auschwitz, où cela était fait systématiquement. Quand le nombre des malades dépassait un certain niveau, on 'piquait'. Cela se passait de la façon suivante : le malade, maintenu par deux hommes, recevait une injection de 10 centimètres cubes de phénol directement dans le cœur (...)* »

---

* http://lycees.ac-rouen.fr/stsaens/accueil/mauthausen/REVIER.htm

** http://www.triangles-roses.org/essais_hormones.htm. Voir ouvrage du docteur François Bayle Croix gammée contre Caducée

Kogon poursuit :
« (…) *La SS était fort large dans l'appréciation de maladies qui, à ses yeux, rendaient sans valeur la vie de détenus. À Auschwitz, il arrivait souvent que quelque nouveau venu, ne se doutant de rien, répondait à ceux qui le questionnaient sur son état de santé qu'il souffrait de ceci ou cela et pensait ainsi obtenir un travail moins pénible. Ils étaient tous envoyés, les uns après les autres, à l'infirmerie des détenus, et empoisonnés.* »
De plus, note Eugène Kogon :
« *(...) Même parmi les détenus encore tout à fait capables de travailler, on choisissait parfois des groupes entiers de victimes. À l'appel du soir, on disait simplement : " Retroussez tous vos pantalons ! ", et un homme du service de santé (SDG) ou tout simplement un chef de block passait dans les rangées et en faisait sortir tout homme qui avait les jambes enflées. Ces malades devaient avancer... Demi-tour à droite ! En avant, marche !* »
Kogon continue son témoignage :
« *(...) On les menait directement à la morgue, à l'entrée de laquelle se tenait un SDG avec une seringue. Il pouvait y en avoir une centaine qui étaient ainsi piqués en une seule soirée (...) À Buchenwald, le docteur Hoven avait l'habitude, lorsqu'il avait viré une ou deux douzaines de détenus par des piqûres au sodium d'Evipan, de sortir d'un pas nonchalant de la salle d'opération II, une cigarette aux doigts, et sifflant joyeusement l'air de* Et de nouveau un beau jour a passé ... »

*Hans Munch**

Alors médecin et *SS*, cet individu plus que douteux s'intéresse à l'alimentation et à la survie des déportés d'Auschwitz.

* http://perso.orange.fr/d-d.nathanson/rapport_faim.htm

Sa coopération avec les Alliés lui vaut un acquittement et une vie paisible de médecin de campagne en Bavière. Cependant, en 1998, grâce à l'obstination du journaliste Daniel Mermet, Munch interviewé, expose sans regret ni retenue sa « foi nazie ». Cette affaire vaudra au journaliste de sévères et immérités tracas avec la justice.

*Heinrich Gross**

Au mois d'avril 2002, le sous-sol de la Spiegelgrund, une clinique pour enfants de Vienne — spécialisée dans les soins pour les handicapés physiques et les délinquants — donne lieu à une macabre découverte, les têtes et les cerveaux de 750 enfants assassinés. C'est le commandant Heinrich Gross, neuropsychiatre, qui a conduit les opérations d'euthanasie et serait directement responsable de l'assassinat de bon nombre d'enfants handicapés physiques et mentaux considérés comme devant être éliminés du Reich. Ce monstre a poursuivi paisiblement ses travaux durant plus de trente années après la guerre sur les tissus cérébraux, en tant que neuro-pédiatre. Il a mené sans grands soucis sa vie en Autriche jusqu'à l'âge de 90 ans (il est décédé en 2005), libre et plus ou moins protégé par les dirigeants autrichiens. Deux fois relaxé en raison de troubles mentaux, le bourreau nazi a bénéficié d'une quasi amnistie de la justice autrichienne

« *(...) Gross n'a pas été condamné parce que l'Autriche se sent coupable des méfaits d'une clinique ouvertement euthanasique où Gross ne constituait qu'un maillon dans la machine infernale (...) Gross avait en effet constitué des réserves de tissus humains, et en particulier de cerveaux, à l'instar de l'université de (...) Berlin (...)* »

Le commentateur mentionne :en outre :

* http://anordinarylife.skyblog.com/

« *(...) Ces réserves ont permis au docteur de continuer ses recherches après la guerre, et de faire des découvertes qui mettent actuellement tous les dirigeants mal à l'aise. Reconnaître les monstruosités perpétrées par Gross reviendrait à reconnaître officiellement les sources de ces tissus qui ont (...) profité à toute la recherche autrichienne (...) actuelle (...)* »
Il affirme également :
« *(...) Tout le monde s'est en quelque sorte nourri du meurtre anthropophage, et on préfère acquitter le monstre plutôt que d'avoir à débattre de l'utilisation des restes de ses victimes (...)* »

Le film de Joe Berlinger, *Au nom de la science*, retrace cette affaire : « *Un film insoutenable** *compte tenu des gros plans sur des bocaux contenant des cerveaux et têtes d'enfants assassinés par Gross et ses collaborateurs à la Spiegelgrund. 5000 enfants qui sont morts du fait de carences alimentaires sévères et privations, prescriptions de doses toxiques voire létales de produits pharmaceutiques, et interventions chirurgicales pratiquées dans des conditions abominables.* »

Ernst Robert Grawitz

Médecin, *Gruppenführer SS.* Il suggère à Himmler l'utilisation des chambres à gaz pour hâter la « solution finale ». Il se livre à des expérimentations sur l'exposition au froid, sur le typhus, l'hépatite et l'absorption prolongée d'eau de mer. Il se suicide en 1945.

---

* http://www.liberation.fr/culture/television/208629.FR.php

*Horst Schumann**

Médecin diplômé en 1930. S'inscrit au parti nazi la même année. Lorsque Hitler met en place *l'Aktion T4* destinée à éliminer les déviants, les incurables, les malades mentaux et les handicapés physiques, Shumann est sollicité et accepte le poste de médecin chef au centre de Grafeneck, puis à Sonnenstein, spécialisé dans l'euthanasie. Muté à Auschwitz en 1941, il poursuit ses opérations de sélection et de mise à mort de déportés. Mais en 1944, on perd sa trace jusqu'en 1951, date à laquelle il est officiellement désigné comme criminel de guerre. Il fuit l'Allemagne pour le Soudan, puis le Nigeria, la Libye et enfin le Ghana qui l'extrade en RFA en 1966. Ses avocats invoquent la santé fragile du fuyard qui, libéré en 1972, meurt en 1983 sans être davantage inquiété.

La « chasse » aux sourds

Précisons tout d'abord que les lois eugénistes ont été votées pour la première fois aux Etats-Unis en 1907, dans l'Etat d'Indiana**. L'Europe suit en installant un arsenal législatif dès 1928 en Suisse et au Danemark. Les lois nazies sur l'eugénisme datent de 1933. Ces dernières prévoient l'internement, la stérilisation, la castration, l'avortement forcé et l'euthanasie.

André Pichot, philosophe et historien des sciences, le précise dans son livre, *De Darwin à Hitler* : « *(...) Hitler n'a strictement rien inventé, il a mis en oeuvre, jusqu'à leur aboutissement logique, des processus qui avaient été imaginés par d'autres que lui, bien avant lui. Et il les a étendus aux Juifs pour qui ils n'avaient pas été initialement conçus.* »

---

* http://www.1939-45.org/bios/schumann.htm

** http://www.interdits.net/2001dec/surdite2.htm

Brigitte Lemaine et Stéphane Gatti ont réalisé en 2000 *Témoins sourds, témoins silencieux*, un documentaire ayant pour thème le calvaire des sourds sous le IIIe Reich. Il s'agit d'une enquête rigoureuse, évoquant les plus infimes détails de la politique d'« hygiène raciale » des nazis, allant des centres d'euthanasie aux rampes de sélection des camps de la mort et la mort. Les nazis se servent des médecins* comme de fidèles alliés et promulguent par ordonnance en 1933 la « Loi sur la prévention des descendances atteintes de maladies héréditaires ». Son premier article indique :

« *Toute personne, atteinte d'une maladie héréditaire, peut être stérilisée au moyen d'une opération chirurgicale s'il y a lieu de croire que les descendants de cette personne seront frappés de maux héréditaires graves, mentaux ou corporels. Est considérée comme atteinte d'une maladie héréditaire grave toute personne qui souffre des maladies suivantes : débilité mentale congénitale, schizophrénie, folie circulaire, épilepsie héréditaire, danse de Saint-Guy héréditaire, cécité héréditaire, surdité héréditaire, malformations corporelles graves et héréditaires. Peut être aussi stérilisée toute personne sujette à des crises graves d'alcoolisme* ».

Le Struthof

En France, les nazis ont implanté un seul camp, le Struthof, en Alsace, où se sont déroulées des expérimentations humaines menées par des médecins de la *Reichsuniversität* de Strasbourg, l'université de cette ville s'étant repliée à Cler-

* http://www.interdits.net/2001dec/surdite2.htm

Le gang nazi des blouses blanches. Le Monde du 20 juin 2005.

mont-Ferrand, dès 1939. Au Struthof, les médecins nazis se livraient à des expériences sur des cobayes humains gazés après « usage ». Le four crématoire, construit en 1943, fonctionnait en permanence.

Sachsenhausen

En 1941, le *SS* Friedrich Mennecke, médecin-chef de l'hôpital psychiatrique public Eichberg sélectionne des déportés du camp de Sachsenhausen mis en « observation » pendant trois mois au bout desquels il décide que les prisonniers trop malades ou trop affaiblis pour travailler seront éliminés dans le cadre de l'opération d'euthanasie « 14f13 ». Les déportés à éliminer sont transférés à Sonnenstein — centre d'euthanasie servant à l'extermination systématique des handicapés physiques et mentaux — pour y être gazés.

Quelques témoignages écrits

Alors qu'il demeure en Pologne, à Jaworzno, l'auteur alors enfant est contraint de se réfugier avec sa famille à Sosnoviec. Les nazis ont déclaré Jaworzno *judenrein* (« pure de Juifs »). Au cours d'une rafle, le petit garçon est déporté à Auschwitz. Le docteur Dohmen le choisit ainsi qu'une dizaine de compagnons de misère pour faire partie d'un « lot » humain de cobayes au camp de Sachsenhausen.

Extraits du livre de Saül Oren-Horfeld* :

« *(...) Au bout de sept semaines, l'officier de la Wehrmacht, qui nous avait sélectionnés à la rampe d'Auschwitz, nous rendit visite.*

---

* *Comme un feu brûlant.*

Il se présenta comme étant le docteur Dohmen et nous expliqua qu'il allait pratiquer sur nous des expériences médicales. Avant de s'asseoir, il fit un geste qui se voulait symbolique : il enleva son ceinturon avec son pistolet (...) »
L'auteur fournit de nombreux détails :
« *(...) Il tâcherait (...) de ne rien faire qui puisse causer des dommages graves à notre santé. Nous savions enfin que nous étions désignés pour servir de cobayes. Cependant, dès cette rencontre, le docteur Dohmen, tout en jouissant d'un certain crédit auprès de nous, devint une énigme : qui était-il ?* »
Oren-Orfeld poursuit :
« *(...) Ce chercheur, à qui les hautes autorités de l'Etat avaient confié la tâche de mener à bien des expériences médicales vitales, nous épargnerait-il, comme son regard semblait nous le faire espérer ? C'était le mystère. (...) Cela a débuté par un examen médical approfondi de chacun, avec plusieurs radios de face et de dos de la région du foie. Puis on nous a soumis aux expériences.* »
Le narrateur ajoute :
« *(...) Elles consistaient, en général, à nous injecter des liquides et à prélever du sang. Les liquides injectés étaient codés ; les examens de sang, leur objet, les résultats obtenus, tout cela était tenu dans le plus grand secret, de manière à ne pas laisser soupçonner la nature de ces expériences* ».

Extraits du livre de Raul Hilberg, *La Destruction des Juifs d'Europe* :
« *(...) Nous devons distinguer entre deux catégories d'expériences. La première comprenait la recherche médicale habituelle et normale, à cela près qu'elle s'effectuait sur des sujets non consentants, les* Versuchspersonen *(sujets d'essai), comme on les appelait.*

La seconde était plus complexe et d'une plus grande portée, parce qu'il s'agissait de recherches conduites ni avec des méthodes ordinaires ni à des fins ordinaires. Les deux types d'expériences relevaient d'un appareil administratif unique (...) »

On peut lire plus loin :

« *(...) Le chef du service médical de l'armée de l'air s'intéressait aux expériences pratiquées en altitude et à la réanimation de pilotes(...)abattus au-dessus de l'Atlantique. Le (...) docteur Dohmen (...) souhaitait faire des recherches sur la jaunisse. Jusque-là, il avait inoculé à des animaux le virus prélevé sur des malades humains, mais il voulait à présent inverser le processus et inoculer à des humains le virus prélevé sur des animaux morts.* »

Hilberg note :

« *(...) Les laboratoires de recherche Bayer d'IG-Farben souhaitaient expérimenter un médicament contre le typhus. Le produit existait (...) en comprimés et en granulés, et il semblait que certains patients vomissaient les comprimés. Les chercheurs d'IG-Farben contactèrent un asile d'aliénés (...) pour procéder à des expériences, mais (...) les internés étaient incapables de dire sous quelle forme la préparation était mieux tolérée* »

L'auteur fournit des données précieuses :

« *(...) Sur ce, IG-Farben se rappela qu'un de ses chercheurs avait été affecté à Auschwitz en qualité d'Obersturmführer et lui demanda son aide. La plupart des groupes intéressés ne suivaient pas la voie officieuse qu'avait choisie, en l'occurrence, IG-Farben, mais soumettaient directement leurs demandes au Reichsarzt SS und Polizei ou encore à Himmler (...)* »

Il est seulement question d'essayer de chercher un sens à ce qui n'est pas même représentable. La tâche est rude et je ne suis pas sûr d'y parvenir, mais, par respect pour les victimes, ce travail me semble indispensable.

Des chefs nazis comme Hitler, Himmler, Heydrich, Goebbels, Bormann, Göring, n'avaient aucune connaissance médicale. Ils avaient défini un cadre, mais ce sont bien les scientifiques qui se sont laissé « aller » à une imagination diabolique, sans aucun frein. Ils ont utilisé leur toute puissance face à des déportés considérés comme des outils, des objets d'expérimentation. Si les politiques sont responsables, les scientifiques le sont doublement, en particulier pour les médecins dont le but unique est de soigner, voire de guérir, et non de se servir de leur savoir pour torturer, tester des méthodes dangereuses voire mortelles, sans le consentement des cobayes humains. Les politiques organisent le cadre réglementaire qui ouvre les vannes de l'horreur, de l'impensable... Mais ce sont bien les scientifiques, les médecins nazis qui ont imaginé et réalisé toutes les atrocités dont ils se sont rendus coupables, avec parfois, sans doute, l'impression ou la certitude (ceci est encore plus atroce) qu'ils mettaient au point leurs expérimentations sur des insectes ou des objets... !

Voici également, pour tenter d'apporter au lecteur d'autres éléments dans une quête du sens, un extrait d'une conférence de Geneviève Schméder* sur le thème : *Les scientifiques dans les anciens et les nouveaux conflits* : « *(...) La question renvoie à une vision idéaliste de la science et des scientifiques en leur conférant un statut particulier qui est trompeur. Elle tend à présenter la science comme un facteur de paix, à percevoir la démocratie et la paix comme des retombées (...) de*

* Professeur au Conservatoire National des Arts et Métiers (CNAM) Paris.

toute avancée de la coopération scientifique. »

De plus :

« *(...) Elle se fonde en particulier sur une conception des conflits qui ne renvoie qu'aux Etats alors que la guerre en elle-même subit des changements fondamentaux : non seulement les guerres contemporaines ne sont plus nécessairement le fait des Etats, mais bien des conflits qui influencent les décisions politiques se déploient désormais dans le champ de l'économie.* »

Notons aussi :

« *(...)* La [N. d. A.] *vision angélique de la science et des scientifiques a été gravement malmenée par l'histoire de ce siècle (...) Dans son livre sur la science nazie, J. Olff-Nathan** *rappelle que l'Allemagne était avant 1933 la patrie de la science mais que ni l'autorité de la science allemande ni son palmarès de Prix Nobel n'ont conduit à la résistance au nazisme. Bien au contraire, la contribution de la communauté scientifique fut essentielle.* »

Ajoutons ceci :

« *(...) Elle s'interroge sur le fait que le rôle, l'influence et le statut de la science ont été ignorés par les recherches sur les causes profondes du nazisme, comme si (...) la science n'avait été qu'une chambre de résonance pour quelques scientifiques déments ou corrompus. Elle conclut que* ‘ le comportement des scientifiques se confond avec celui des autres citoyens, l'ensemble du système scientifique s'est profondément compromis avec le régime nazi ’. »

En effet :

« *(...) Ne venaient-ils pas du monde entier, ces scientifiques qui participèrent, en 1939, en Allemagne, au congrès international de génétique, au moment même où la stérilisation de malades mentaux atteignait son point culminant ?* »

---

* Ingénieur à l'IRIST de Strasbourg (Institut de Recherches Interdisciplinaires sur les Sciences et la Technologie).

Nous nous interrogeons :
« *(...) Quels étaient les mobiles des scientifiques et les sources de leur empressement ? En premier lieu, bien entendu, la 'loyauté patriotique'. Cette noble raison devint, cependant, difficile à invoquer quand la guerre froide remplaça la loyauté envers l'Etat par la loyauté envers l'idéologie officielle. Un autre mobile, moins ouvertement évoqué mais non moins pressant, fut la recherche du pouvoir et du prestige (...)* »

Fort heureusement, de par le monde, des chercheurs, des étudiants et des personnes désireuses de transmettre pour lutter contre l'oubli se mobilisent. Ainsi, ai-je noté — ce ne sont pas les seules — deux manifestations qui ont particulièrement retenu mon attention : un colloque sur le thème *Sciences, techniques et sociétés* qui s'est déroulé en 2000-2001 au département d'histoire de l'université de Montréal. Centré sur les liens, réels et présumés, entre science et liberté et, essentiellement sur les enjeux : sciences modernes et régimes totalitaires, le programme de cette réunion a permis de se pencher sur : les origines des sciences en Allemagne, en Italie et en Russie ; le positivisme et le scientisme dans les idéologies totalitaires ; le socialisme et les sciences ; les positions politiques des scientifiques à la veille des totalitarismes ; la question de l'élan révolutionnaire, des projets de société et la place des sciences ; Mussolini, Hitler, Staline et les scientifiques ; la morale et les sciences dans les sociétés totalitaires ; la science aryenne et la science prolétarienne ; les scientifiques et le pouvoir politique totalitaire ; l'émigration des scientifiques ; l'expansion et la consolidation du système de recherche soviétique ; libertés scientifiques et libertés politiques. La seconde réunion, organisée par la faculté de médecine et la Société de psychiatrie de l'Est s'est tenue à Strasbourg en 2005 dans le cadre du 60e anniversaire de la Libération autour de la question : *Science, médecine et nazisme. Témoignages et recherches récentes.*

Le Code de Nuremberg et ses conséquences actuelles

Je reproduis ici un bref passage de mon article* consacré à l'éthique médicale : « *(...) Le premier véritable document fondateur de l'éthique médicale est le code de Nuremberg en dix articles, proclamé en août 1947. L'artisan essentiel de ce code était un psychiatre américain, le professeur Léo Alexander. Auparavant, le procès des médecins nazis à Nuremberg a conduit les juristes à établir les fondements d'un droit international face à l'ampleur des exactions nazies. Ainsi sont fournies des réponses aux questions de la charte de San Francisco de 1945 par des précisions dans la déclaration universelle des droits de l'homme de 1948. En France, le C.C.N.E (Comité Consultatif National d'Ethique) a été créé, par décret, le 23 février 1983. En 1986, le Premier ministre français confiait à Guy Braibant une mission qui aboutit à la loi n° 88-1138 du 20 décembre 1988 (...) la loi Huriet-Sérusclat (qui) a pour objet la protection des personnes qui se prêtent à des recherches biomédicales, la contribution à renforcer les bonnes pratiques cliniques au bénéfice de la Santé Publique, le développement européen et international de nos industries de santé. Elle a été modifiée par la loi du 23 janvier 1990 et celle du 25 juillet 1994. Avant la promulgation de la loi Huriet-Sérusclat, existaient des Comités d'éthique qui rendaient des avis sur des projets d'expérimentation de médicaments, d'appareillages, de techniques médico-chirurgicales diverses.*

---

* Amar Alain : *Ethique et personnalité,* in *Psychiatrie française*, vol. XXXIII - 1/01 - avril 2002.

Mais ces Comités d'éthique n'avaient pas de support légal et continuent, fort heureusement, d'exister, après la loi Huriet-Sérusclat. Le C.C.N.E. a un rôle national autonome et ni les comités d'éthique locaux ni les C.C.P.P.R.B. n'en dépendent (...) »

Les chercheurs sont confrontés à une double contrainte : faut-il privilégier la rigueur scientifique ou l'éthique ? Pour qu'un essai clinique soit validé, des études contrôlées en double aveugle contre placebo plus ou moins complexes sont indispensables. Cependant, l'utilisation d'un placebo quand il s'agit de patients et non de volontaires sains pose un épineux problème éthique car au nom de la rigueur, on va exclure un groupe de patients qui auraient pu bénéficier d'un traitement actif sur un plan pharmacologique, le placebo étant neutre. Cette approche ne semble pas poser de problème aux « anglo-saxons » dont la notion de l'éthique est groupale, collective, alors que notre regard « latin » se porte sur l'individu, ses besoins et ses troubles. L'attitude anglo-saxonne a tendance à s'imposer, ce qui n'est pas forcément un bien.

En outre, les questionnaires validés par la FDA (*Food and Drugs Administration*) américaine — qui, à mon grand regret, joue un rôle supra-national dans les protocoles proposés aux investigateurs — comportent des enquêtes sur les personnes avec des items que **JE** considère comme inacceptables, tels la notion de race (caucasienne...) sous le prétexte fallacieux d'une recherche éventuelle en hépatologie (sachant que les enzymes hépatiques sont schématiquement différents chez les Noirs et les Asiatiques) très rarement réalisée. Pour ma part, lorsque j'ai été conduit à participer à des essais, j'ai toujours soit barré l'item « race » ou notifié « *alien* » dans ladite case…

Poursuivons le développement de mon article :
« *(...) Au sujet des volontaires sains, il me paraît indispensable de citer les réflexions de deux auteurs : en premier lieu, Comte-Sponville :*
« *(...) La recherche médicale est d'abord essai thérapeutique. Cela ne va pas sans risque (...) Le problème est autrement redoutable quand il ne s'agit plus d'essais thérapeutiques (...) mais bien d'expérimentations sur l'homme, sans qu'on en attende, selon l'expression consacrée, le moindre bénéfice individuel direct pour l'individu qui s'y prête ou à qui on l'impose. Deux cas se présentent à l'esprit (...) le patient incurable (...) le volontaire sain...* »
Le philosophe mentionne :
« *(...) Cela fait-il partie de la médecine ? Oui, dira-t-on, puisque le but est bien la santé — sinon celle du patient (...), du moins celle des patients, disons de l'humanité. (...) Il ne s'agit pas d'un essai thérapeutique, mais d'une expérimentation pure et simple. Non de soins, mais de recherche. Non de médecine, au sens strict, mais de biologie, de pharmacologie, d'histologie, bref de toutes les sciences qu'on voudra mais qui ne sont que des sciences.* »
Comte-Sponville explicite son propos :
« *(...) On sort donc de la logique du colloque singulier, avec ce qu'il suppose de confiance, de dialogue et parfois de secret, pour rentrer dans celle de la recherche et de la Cité : la confiance importe moins ici que les garde-fous, le dialogue moins que la loi, le secret moins que la transparence et la démocratie.* »
En effet :
« *(...) Il va de soi, par exemple, qu'aucune expérimentation, qu'on en attende ou non un bénéfice individuel direct, ne doit pouvoir se faire sans le consentement libre, éclairé et express de celui qui en fait l'objet (...) Le médecin a affaire, d'abord, avec un malade. Le chercheur, avec un citoyen.(...) Et sans doute tout patient est aussi un citoyen, comme tout citoyen*

peut tomber malade. Mais la médecine ne saurait pour autant tenir lieu de démocratie, ni la démocratie de médecine. »

Miguel Benasayag note, pour sa part :

« *(...) Aujourd'hui l'expérimentation sur l'homme nous place face à un problème (...): au nom de quel objectif véritable sont menées ces expériences ? (...) laissons l'horreur nazie à sa place. (...) si nous voulons (...) parler du développement des sciences (...), nous devons le faire au nom de l'actuelle menace pour l'homme : la barbarie blanche, la barbarie soft, (...). L'homme est redevenu utilisable pour et par un progrès idéologique. Voilà le danger qui doit nous inquiéter.* »

Divers scientifiques au service du IIIe Reich

Les haras humains, le « Lebensborn »

Dans leur politique folle de « purification de la race », les nazis avec Heinrich Himmler en tête, mettent en place, dès 1936 des centres dits *Lebensborn* (fontaines de vie). À partir de 1939, des enfants norvégiens, tchèques et polonais « germanisables » sont enlevés et éduqués à l'allemande dans des centres créés à cet effet. Les critères de sélection sont stricts et reprennent les caractéristiques de la pseudo race aryenne. En outre, pour assurer la reproduction de ces « modèles », des femmes françaises, hollandaises, belges, sélectionnées sont fécondées par des *SS*. Les conditions sont celles des haras et des élevages de bovins. Il a bien fallu que des médecins et des biologistes soient complices pour qu'un tel projet aboutisse. Je recommande la lecture de l'ouvrage de Marc Hillel, *Au nom de la race*, consacré à cette page honteuse de l'histoire de l'humanité.

Les chirurgiens-dentistes nazis

Xavier Riaud a consacré deux ouvrages aux dentistes allemands sous le IIIe Reich et à leurs pratiques dans les camps. L'auteur a disposé d'une documentation d'une grande richesse (photographies et minutes des procès) et sans faille. Ce travail minutieux offre au lecteur un regard incisif sur les pratiques et les atrocités commises par certains chirurgiens-dentistes nazis. Riaud démontre l'intrication antisémitisme, conquête territoriale et politique d'extermination. Les déportés ayant des atteintes bucco-dentaires étaient moins « utilisables » que les sujets sains. Des expérimentations en petit nombre ont été réalisées par quelques dentistes nazis, en particulier des infections provoquées afin de tester de nouvelles molécules de l'industrie pharmaceutique nazie. Mais le plus « gros travail » des dentistes dans les camps semble avoir été la récupération de l'or dentaire des déportés après leur extermination en chambre à gaz.

Fritz Jacob Haber

Ce chimiste allemand a provoqué et engendre encore bien des discussions. Des articles partiaux — dont le motif réel est discutable — insistent beaucoup sur l'origine juive de ce savant, né en 1868 à Breslau. Il importe de dire alors qu'il s'est converti au luthérianisme en 1892. La grande découverte de Haber est la synthèse de l'ammoniac (à partir de l'azote ambiant, du dihydrogène provenant de la houille et d'un catalyseur, l'osmium, ce qui crée le NH3). C'est une révolution dans le domaine agricole et la fabrication des engrais. La firme allemande BASF (*Badische Anilin-und Soda-Fabrik*) obtient des bénéfices considérables dont profite Haber (qui, en outre, est couronné non sans mal par un prix Nobel de chimie en 1918).

Durant la Première Guerre mondiale, Haber met au point à Ypres en 1915 un gaz de combat, le dichlore C 12, dit gaz moutarde qui provoque une atteinte oculaire, une asphyxie mortelle… On dénombrera plus de 5 000 morts et plus de 10 000 victimes lourdement handicapées pour le restant de leur existence. L'attribution du prix Nobel de chimie à Haber en 1918 entraîne de vigoureuses protestations de scientifiques français, américains et britanniques.

Sur un plan personnel, Haber a en 1915 une violente altercation avec son épouse Clara née Immervahr, juive convertie, originaire de Breslau et docteur en chimie. Elle ne supporte pas les conséquences des travaux de son mari et se sent trahie à la fois sur le plan professionnel et conjugal. Elle met fin à ses jours par arme à feu. Haber se remarie en 1917. Il ne comprend pas l'hostilité de ses collègues étrangers à son égard à la fin de la guerre, car il estime avoir fait une « œuvre humanitaire » en découvrant des gaz de combat destinés à « hâter la fin du conflit » ! Il va poursuivre ses recherches et, sous couvert de s'attaquer aux insectes et rongeurs qui dégradent le contenu des silos à grains, fabrique des armes chimiques dans le plus grand secret. Il met au point le tristement célèbre Zyklon B, une préparation d'acide cyanhydrique, d'une toxicité redoutable associée à un composé non toxique, mais répulsif contre les insectes. Les nazis n'utiliseront que l'acide cyanhydrique, sans le répulsif, pour éliminer les déportés des camps d'extermination. La question majeure : Haber pouvait-il se douter que les brutes nazies allaient utiliser sa découverte sur des êtres humains ? Le résultat tragique est pourtant bien là et on ne peut pas ne pas considérer que Haber n'était pas impliqué dans ce qui sera le génocide le plus effroyable de l'Histoire. Haber, après l'incendie du Reichstag le 25 février 1933 et les décrets sur l'exclusion des Juifs des administrations, quitte l'Allemagne et meurt à Bâle en 1934.

*Opération « Paperclip »**

Dès la fin de la Seconde Guerre mondiale, une rivalité farouche oppose les USA et l'URSS. En fait, les divergences ont eu lieu bien avant et l'occupation de l'Allemagne aurait pu déclencher un nouveau conflit. Je rappelle brièvement le blocus de Berlin par les Soviétiques, le pont aérien, la partition de l'ex-capitale du Grand Reich en quatre secteurs, américain, britannique, russe et français et la division durable en deux Allemagnes. Russes et Américains se livrent à une véritable chasse aux scientifiques allemands. C'est ainsi qu'est montée par le Pentagone l'opération *Paperclip* (Opération Trombone) confiée au *JIOA (Joint Intelligence Objectives Agency*). Le savoir-faire germanique est une sorte de passeport pour ces savants aux ordres du régime qui vont ainsi être « blanchis ». Cette opération n'aura pas l'aval du président Roosevelt, mais le JIOA semble s'en moquer et « exfiltre » des scientifiques nazis. Wernher von Braun est particulièrement recherché.

Wernher von Braun

Ce brillant ingénieur adhère en 1937 au parti nazi. La même année, il devient directeur technique du centre d'essai de Pennemünde. On y construit les fusées V2 qui vont terroriser Londres. La main-d'oeuvre est « gratuite » puisqu'elle provient des camps de Dora-Mittelbau et de Buchenwald. Récupéré en 1945 par les Américains il est exfiltré aux USA, et réussit une carrière exceptionnelle qui lui vaut le poste d'administrateur adjoint de la NASA. Il a mis au point le premier satellite artificiel *Explorer I* en 1958.

---

* http://fr.wikipedia.org/wiki/Op%C3%A9ration_Paperclip

Il dirige ensuite les projets *Mercury, Gemini* et *Apollo* ainsi que les missiles *Pershing* et *Jupiter*. Il meurt d'un cancer hépatique en 1977 (cf. Michaël J. Neufeld).

Theodor Zobel

Il est accusé d'avoir réalisé des essais sur des êtres humains alors qu'il dirigeait les souffleries de Chalais-Meudon, en France. Cette information est confirmée par un rapport de l'OMGUS, l'administration militaire américaine de Berlin.

Hubertus Strughold

Scientifique nazi responsable des expériences sur la résistance au froid des déportés de Dachau : ces expérimentations étaient atroces et consistaient à vérifier la durée de résistance au gel, à l'absorption d'eau salée et au manque d'oxygène.

Siegfried Ruff

Dirige des expériences de simulation de haute altitude, en oxygène raréfié. Ses collaborateurs, Gauer et Claman, transférés aux USA avant la fin du procès des médecins mèneront à Edgewood des essais violant le code de Nuremberg, notamment le consentement libre et éclairé.

Au total, les différents programmes de l'opération *Paperclip* ont rassemblé près de 1500 scientifiques nazis pour lutter contre l'URSS.

*Arthur Rudolph**

Membre du NSDAP dès 1931, il dirige les opérations de l'usine de Mittelwerk au camp de concentration Dora-Mittelbau. Un rapport des Alliés mentionne à son sujet : « *100% nazi, type dangereux, menace pour la sécurité* ». Toutefois dès que la JIOA sait qui il est précisément, le rapport est falsifié ; on y trouve notamment : « *(...) Rien dans l'état actuel n'indique qu'il est un criminel de guerre ou un nazi* ». Rudolf est envoyé aux USA et devient citoyen américain. Il réalise la fusée lunaire Saturne V pour la mission Apollo. La NASA le décore de la *Distinguished Service Medal*. En fin de compte, son passé le rattrape grâce à une enquête menée en 1984. Il quitte alors les États-Unis et revient en Allemagne.

Otto Ambros

Il fait partie des scientifiques récupérés par l'opération *Paperclip*. Durant la Seconde Guerre mondiale, il dirige l'*IG Farben* et soutient le projet d'utiliser le gaz Zyklon B. Il choisit le camp d'Auschwitz pour y implanter une filiale et se servir d'une main-d'oeuvre quasi illimitée, les déportés. Il est déclaré coupable d'esclavage et de complicité de meurtres en série, mais il obtient la clémence du tribunal qui lui inflige une peine légère de huit années d'emprisonnement. Il est libéré par anticipation et intégré en tant que conseiller chez Grace Company, Dow Chemical et l'unité chimique de l'armée américaine.

* http://fr.wikipedia.org/wiki/Arthur_Rudolph

Friedrich Hoffmann

Ce chimiste réussit la synthèse de gaz toxiques et de toxines au laboratoire de chimie de l'université de Würzburg et à l'Institut de recherches techniques de la Luftwaffe. Aux USA, on lui confie la recherche de protections et d'antidotes contre deux gaz inventés par les nazis, le tabun et le sarin, rapportés d'Allemagne en grande quantité.

Le rôle des femmes nazies

En marge des savants fous qui sont le point nodal de ce travail, il me semble indispensable de noter le rôle des femmes nazies (dont certaines furent médecins, anthropologues, psychologues). Globalement, leur engagement fut moins massif que celui des hommes. La raison majeure est que l'univers nazi est majoritairement masculin et ne fait pas une place de choix à la femme (cf. T. Feral [1991] et Claudia Koonz), en dehors d'un rôle de mère, et d'épouse chargée de veiller au ménage et à l'intendance. Elle n'accède pas à un haut niveau de responsabilité dans la société. Seule, semble-t-il, la femme de Goebbels avait un statut « privilégié » de *first lady*. Précisons que les femmes allemandes mariées furent exclues de la fonction publique et que les femmes médecins ne pouvaient généralement plus exercer dans un IIIe Reich machiste et « gynophobe ».

On note toutefois quelques idéologues, des *passionaria-walkyries,* dont je cite des exemples « phares »* :

- Pia Sophie Rogge-Börner, anthropologue pour qui la race est un facteur dominant ; publie un journal, *La Femme combattante*

---

* Cf. site Internet www.anti-rev.org/textes/LeTrehondat99a/index.html

- Gertrud Scholtz-Klink, — responsable nationale des associations des femmes du IIIe Reich
- Elisabeth Zander, adoratrice d'Adolf Hitler, fondatrice d'une organisation, *La Swastika Rouge*
- Guida Diehl fondatrice du *Mouvement de la Nouvelle Terre*
- Lydia Gottschewski dirigeante du mouvement de jeunes filles des Jeunesses hitlériennes.

*Eleonor Baur**

Alias « Sœur Pia », décorée le 8 novembre 1934 de la médaille de « l'ordre du sang » réservée aux vieux combattants de la NSDAP, membre de la *SS*, coupable d'innombrables actes de sadisme au camp de Dachau et impliquée dans les expériences des docteurs Rascher (réfrigération des corps) et Schilling (malaria)

Konrad Lorenz

« *(...) Dans son livre, Les Médecins nazis, R. J. Lifton décrit très bien la participation active des médecins nazis à l'entreprise d'extermination sous le IIIe Reich* — écrit Françoise Sironi.
(...) Des spécialistes des sciences humaines ont également mis leur savoir au service d'une idéologie. C'est le cas de l'éthologue Konrad Lorenz, prix Nobel de médecine en 1973. »
En 1940, Lorenz écrivait :
« *(...) Le devoir des responsables de l'hygiène raciale est de faire en sorte que l'élimination de ceux qui sont moralement inférieurs soit plus sévère qu'elle n'est actuellement (...)*

---

* Voir A. M. Sigmund.

Il faudrait littéralement remettre en vigueur tous les facteurs de sélection s'exerçant dans la vie naturelle et libre (...) Ce rôle doit être rempli par une organisation humaine, sinon l'humanité sera annihilée, faute de facteurs sélectifs, par le phénomène de dégénérescence qui accompagne la domestication. »

Les émules dans le monde

L'unité japonaise 731 et la guerre biologique

Avant même la Deuxième Guerre mondiale, « l'Empire du Soleil Levant » avait produit des armes biologiques destinées à combattre la Chine, en particulier en Mandchourie occupée par le Japon. À cette fin, les scientifiques et tortionnaires japonais se sont servis de « matériel humain » pour tester leurs découvertes sur des prisonniers russes, chinois et américains*. Tout a commencé avec celui que Brunner nomme « *les débuts flatteurs d'un savant fou japonais* ». Shiro Ishii, né en 1892, est diplômé de la faculté de médecine de Kyoto. Il se spécialise dans la bactériologie et invente un filtre à eau efficace, bien utile en cas d'épidémie. Il se lance alors dans des recherches secrètes (sauf pour sa hiérarchie) sur des bactéries de plus en plus redoutables. Le laboratoire de Ishii est créé en Mandchourie peuplée majoritairement de Chinois. Ishii reçoit le concours de nombreux chercheurs japonais et commence les essais d'une bombe biologique. Ses premières victimes furent des prisonniers chinois condamnés à la peine capitale, mais très rapidement, Ishii étendit son « cheptel » à des détenus russes, des intellectuels opposants, puis des captifs américains.

---

* Frank Brunner : *L'unité 731 japonaise de guerre biologique.* www. Korea-is-one.org/article.php3 ?id_article=1758

Les travaux diaboliques de ce chimiste criminel portent sur la peste, le choléra. Mais les exactions sont nombreuses, terrifiantes et non représentables (cf. Brunner) : « *prisonniers bouillis vifs, d'autres brûlés au lance-flammes, d'autres congelés (...) d'autres électrocutés, tués dans des centrifugeuses géantes, ou soumis à une exposition prolongée de rayons X. Des détenus ont été complètement déshydratés, c'est-à-dire momifiés vivants.* »
Brunner ajoute :
« *(...) On étudiait également sur eux les effets du cyanure d'hydrogène, d'acétone et de potassium. Certains détenus étaient affamés et privés de sommeil, jusqu'à la mort. D'autres ont été soumis à des séances de décompression* ».

La liste fournie par Brunner est « hallucinante » et si je la livre ici, c'est pour démontrer à quel point l'imagination criminelle ne connaît pratiquement aucune limite... ! Les Alliés sont peu à peu au courant de ce qui se trame au Japon et entreprennent également des recherches sur les armes biologiques. Après la guerre, s'est tenu en 1946 à Tokyo un procès équivalent à celui de Nuremberg. En raison d'un pacte honteux entre Mac Arthur et les Japonais concluant à l'absence de poursuites des savants japonais criminels, seuls 28 inculpés comparaissent devant le tribunal militaire international pour l'Extrême-Orient, et Shiro Ishii n'est même pas inquiété et sera « utilisé » par les Américains pour la mise au point d'armes bactériologiques lorsque éclate début 1952 la guerre de Corée (cf. Brunner).

La psychiatrie soviétique au service du régime

Exclue de l'Association mondiale de psychiatrie pour ses pratiques répressives au service du régime, l'Association des psychiatres soviétiques a été admise à nouveau parmi ses pairs. Cela s'est passé lors du congrès mondial de psychiatrie d'Athènes en 1987. Elle demeure cependant sous surveillance*.

Sironi écrit pour sa part :

« *(...) Il existait une institution psychiatrique spéciale placée sous contrôle direct du ministère de l'Intérieur. Les psychiatres qui y travaillaient étaient chargés d'examiner les dissidents politiques, fortement suspectés d'être atteints de troubles mentaux, du fait de leur dissidence. Quand la norme est malade, tout écart à la norme est marginalisé, voire pathologisé.* »

Elle complète son propos ainsi :

« *(...) Le système médical prêta clairement sa contribution au pouvoir politique, afin d'établir des* 'diagnostics psychosociaux'. *Un grand nombre de dissidents ont ainsi été détenus en hôpital psychiatrique, pour une schizophrénie torpide, catégorie nosographique spécifique élaborée par la psychiatrie soviétique*».

Au Chili

Augusto Pinochet s'est offert les services du chimiste Eugenio Berrios. Rappelons que Pinochet était un haut gradé du gouvernement de Salavador Allende et préparait activement un putsch militaire. Berrios avait présenté une thèse sur l'extraction de la boldine à partir d'un arbre très commun au Chili, le boldo. Engagé par la *Dina* (services secrets chiliens), il travaille sur les effets du gaz sarin et autres gaz neurotoxiques et utilise des cobayes humains provenant des prisons où sont détenus des opposants politiques. Ses travaux débutent en 1973 dans une vaste propriété, la *Coloña Dignidad*, hébergeant d'anciens nazis.

---

* Voir mon article : *La psychiatrie soviétique en garde-à-vue*. Panorama du médecin n° 3047, octobre 1989.

Non content d'éliminer des opposants à l'intérieur du pays, le nouveau gouvernement de Pinochet va s'attacher à assassiner ceux qui se sont réfugiés à l'étranger. Démarre alors le projet Condor. Les travaux de Berrios seront précieux, car le chimiste criminel avait « amélioré » les effets du gaz sarin provoquant des arrêts cardiaques très semblables à des crises spontanées. Mais Berrios fut sans doute l'une des dernières victimes du sinistre projet Condor*. Berrios était éthylique et cocaïnomane et parlait parfois « trop ». En 1991, lors du rétablissement d'un régime démocratique, Berrios se sentant inquiété par la justice chilienne se réfugie en Argentine, puis, après bien des péripéties, dans un commissariat de Parque del Plata, en Uruguay. L'armée uruguayenne se saisit de lui et on ne l'a plus jamais revu. En 1995, deux pêcheurs découvrent un cadavre décomposé et atrocement mutilé qui sera identifié comme étant celui de Berrios probablement décédé en 1993. Plus récemment, le Chili a été encore une fois sous les projecteurs de l'actualité. Gisela Seewald, médecin de nationalité allemande a été arrêtée fin 2005 pour avoir pratiqué la torture sur des enfants au Chili. Elle était l'assistante du caporal nazi « docteur » Schaefer (dont on ne sait pas exactement s'il fut infirmier ou brancardier, mais sûrement pas médecin) dans l'enclave allemande de la *Coloña Dignidad* — également nommée *Villa Baviera* — créée en 1961. Schaefer était un pédophile notoire et Gisela Seewald n'hésitait pas à recourir à des électro-chocs et à des prescriptions massives au long cours de psychotropes sédatifs pour rendre moins rétifs les enfants sur lesquels Schaefer se livrait à ses jeux sexuels favoris. Il aurait ainsi violé plus de vingt enfants. Il est arrêté en Argentine en mars 2006, après une « cavale » de huit années.

---

* Michel Faure : *Opération Condor. Quand Pinochet tuait hors du Chili.* L'Express, 30 septembre 1999.

Une dépêche de l'AFP* nous apprend : « *(...) Une fosse ayant contenu des restes humains de victimes de la dictature chilienne du général Pinochet (1973–1990) a été découverte dans l'enclave allemande* Colonia Dignidad *créée par d'anciens nazis dans le sud du pays (...) La semaine dernière, l'ancien caporal nazi* (Paul Schaefer) *ainsi que l'ex-directrice de l'hôpital de la* Colonia Dignidad *ont été inculpés (...) pour avoir commis des tortures sur huit enfants.* » L'AFP précise : « *(...) Directrice de l'hôpital entre 1975 et 1978, Gisela Seewald, 75 ans, a avoué avoir infligé des électro-chocs et la prise de sédatifs à des mineurs qui refusaient de se soumettre aux ordres des hiérarques de l'enclave, notamment aux fantaisies sexuelles de Paul Schaefer...* »

*En Argentine***

Considéré comme le docteur Mengele argentin, Jorge Bergès assistait, en tant que médecin, à la torture. Il intervenait pour dire à quel moment il fallait arrêter les cruautés que l'on infligeait aux *desaparecidos*, pour éviter que ceux-ci ne meurent sur place. Je recommande tout particulièrement les ouvrages écrits par l'Argentin Miguel Benasayag.

*En Uruguay****

Le major Maciel, directeur de la prison de *Libertad* (!) en Uruguay, était assisté par un psychologue nommé Britos qui

---

* *Une fosse de victimes de la dictature découverte au Chili.* Dépêche de l'AFP du 6 janvier 2006.

**http://risal.collectifs.net/article.le.php3?id_article=916

*** Amnesty International. Voir Aspects psychiatriques de l'emprisonnement en Uruguay. Éditions francophones d'Amnesty international, 1983

aurait été en réalité le « maître de cérémonie ». Les prisonniers étaient confiés à Britos qui leur « extorquait » des confidences servant à la mise au point de traitements spéciaux.
« *(...) Dans ce monde spécial dont la norme est déréglée, et afin de ne pas être éliminé d'emblée (...) il faut se camoufler. Mais on vous retrouve toujours sous vos camouflages* », a témoigné un rescapé. »

Au Brésil

« *(...) La preuve* [est faite, N. d. A.] *que des recherches sur le sommeil ont été utilisées à des fins répressives. La rupture du rythme circadien était délibérément mise en œuvre et utilisée comme méthode de torture. Au* début *des années 1970, le psychiatre et psychanalyste Amilcar Lobo (...) travaillait dans une caserne militaire où de nouvelles méthodes de torture étaient expérimentées.* »
Sironi note :
« *(...) À cette époque, Amilcar Lobo était en formation psychanalytique et participait à un groupe de contrôle. Il fit part de son malaise grandissant à ses collègues en formation. Son analyste lui conseilla de quitter le Brésil et de s'installer aux Etats-Unis. Lobo (resta) et se (tut). Il (savait) que celui qui parle de ce monde à l'extérieur se met immédiatement en danger.* »
L'auteur poursuit :
« *(...) Des menaces de mort ont été proférées à l'encontre de ses enfants, à partir du moment où il a laissé entendre qu'il vacillait, qu'il avait des interrogations sur sa participation à une telle entreprise. Lobo décida, des années après les faits, de tout dévoiler à un journal à grand tirage au Brésil, le Jornal do Brasil.* »

Sachons aussi que :
« *(...) Récemment, une grave polémique a été engagée au sein de la Société psychanalytique internationale, l'IPA, suite à la dénonciation de Lobo par Helena Besserman Vianna, psychanalyste brésilienne. L'IPA a tenté d'étouffer l'affaire.* » (cf. Sironi).

Les Khmers rouges. Pol-Pot

Dans un documentaire intitulé *Khmers rouges/S21, la machine de mort khmère rouge**, Thim, ancien « médecin » dans un camp, explique que trois mois de stage ont été suffisants pour lui attribuer ce titre. Face à (…) qui dit que son rôle consistait, en définitive, à soigner les gens pour qu'ils soient aptes à la torture, le « docteur » acquiesce. Il nie par contre avoir assisté aux prises de sang continues, pratiquées sur les détenus pour les tuer : un autre ex-surveillant confirme ces pratiques.

Des gaz de combat contre les Kurdes en Irak

Il a bien fallu que des scientifiques sans scrupules (même si certains « œuvraient » sous la contrainte) donnent leur savoir au pouvoir de Saddam Hussein pour que le « gazage » des Kurdes fût organisé. Les dirigeants irakiens avaient donné le nom de *Anfal* à cette opération. *Anfal*, mot arabe signifiant « butin » est l'intitulé de la 8e sourate du Coran… qui servit de « fondement religieux » au gouvernement irakien.

---

* Film documentaire de PANH Rithy coproduction franco-cambodgienne, 2002. Sélection Officielle au Festival de Cannes 2003 - Prix François Challais. Prix du meilleur documentaire européen. Prix Arte 2003 - Prix européen du cinéma – Berlin Grand Prix - *Human Rights* Film Festival – Nuremberg Grand Prix - Festival de Valladolid

Le chef d'orchestre de cette abominable affaire était un parent de Saddam Hussein, Ali Hassan al-Majid, dit « Ali le chimique ».

Kendal Nezan* écrit dans *Le Monde Diplomatique* de mars 1998 : « *Six mois après le martyre de la ville de Halabja, la Maison Blanche devait (...) accorder un milliard de dollars de crédits supplémentaires à M. Saddam Hussein. À l'époque, il est vrai, le futur « nouvel Hitler » était encore l'allié de l'Occident contre la Révolution islamique d'Iran...* »

Nezan poursuit son effroyable récit :

« *(...) Le 16 mars 1988 (...) des bombardiers irakiens font irruption dans le ciel de Halabja, une ville de 60 000 habitants située à l'extrémité sud du Kurdistan irakien (...) Ceux qui en ont le temps se réfugient dans des abris de fortune. Les autres sont surpris par des bombes chimiques que des Mirage et des Mig irakiens déversent, vague après vague.* »

L'horreur est sans limites :

« *(...) Le spectacle qu'ils* [les habitants, NDLR] *découvrent le lendemain est épouvantable : des rues jonchées de cadavres, des gens frappés par la mort chimique au milieu des gestes ordinaires de la vie, des bébés tétant encore le sein maternel, des enfants tenus par la main par leur père ou leur mère immobilisés (...) pétrifiés sur place (...) En quelques heures, il y a eu 5 000 morts (...) 400 000 morts en quinze ans...* »

Du gaz sarin dans le métro de Tokyo

Shoko Asahara, le gourou de la secte Aoum, avait organisé minutieusement en 1993 - 94, un attentat qui provoqua une

---

* Kendal Nezan : *Le Monde Diplomatique*, mars 1998. Nezan est président de l'Institut kurde de Paris.

douzaine de morts et 5 000 personnes intoxiquées dans le métro de Tokyo en 1995, grâce à un laboratoire camouflé au pied du mont Fuji, et à des chimistes complices qui avaient assuré la production de gaz sarin et de dérivés. La secte avait procédé à l'achat du matériel nécessaire dès 1993. Le gourou niera toute implication dans cet attentat. Cependant, la Haute cour de Tokyo vient de confirmer en août 2006 la condamnation à mort d'un chimiste ayant produit le gaz mortel.

L'apartheid. Exactions en Afrique du Sud. Le rôle du docteur Wouter Basson[*]

Le régime en place le couvre pour mener à bien le projet *COAST*. Il s'agit de recherches biologiques et chimiques destinées à produire des substances mortelles en vue de réduire voire annihiler la population noire du pays.

Le docteur Wouter Basson, cardiologue, biologiste, chimiste, général de brigade, surnommé « le docteur la Mort » a œuvré dans ce sens en faisant preuve d'une imagination stupéfiante. Il a en effet mis au point des chocolats et des cigares au cyanure de potassium, des canettes de bière empoisonnées, des enveloppes contenant une forme particulièrement virulente du bacille du charbon — nommé anthrax par les anglo-saxons, Basson étant un spécialiste de ce bacille —, des outils aux manches imprégnés de poison, une molécule mortelle sensible à la mélanine (de ce fait une arme d'extermination ethniquement ciblée), des travaux sur le sida, le choléra, des substances radioactives, la production d'ecstasy, de Mandrax® (un puissant hypnotique induisant une forte dépendance et retiré du marché français depuis fort longtemps)... Basson comparaît devant le tribunal de Pretoria. Son procès commence le 4 octobre 1999.

---

[*]Tristan Mendès France. http://fr.wikipedia.org/wiki/Wouter_Basson

L'acte d'accusation comporte 67 charges et notamment le trafic et la consommation de drogue, la fraude, 229 meurtres ou complicités de meurtres, des vols variés... Le 22 avril 2002, le juge Hartzenberg lui accorde l'amnistie. Il conserve son poste de conseiller à la défense nationale et poursuit sa carrière professionnelle en tant que cardiologue. En 2005, la cour constitutionnelle décide que Basson peut être à nouveau jugé pour crimes contre l'humanité.

Les théories scientifiques fumeuses et quelques applications non moins fumeuses

Parmi elles, je voudrais évoquer les techniques dites scientifiques supposées aider, soigner voire guérir des patients et usant de méthodes non éprouvées par la science dans ce qu'elle est aujourd'hui. Nous ne pouvons que nous référer aux DAS (Données actuelles de la science) pour évaluer des concepts qui prétendent appartenir à la Science, par des expériences contrôlées, croisées, en aveugle, comme c'est le cas dans les disciplines authentiquement scientifiques. Se pose alors le vrai problème : savants fous préconisant des voies thérapeutiques sans effet, véritable charlatanisme avec à la clef, désir de gagner de l'argent sur le dos des malades ? Conquête de pouvoir à travers les organisations sectaires ?

Commençons par les expériences du docteur Severino Antinori

Ce médecin italien s'est bruyamment illustré en matière de fécondité tardive. Ainsi, il a conduit à son terme des grossesses chez des femmes âgées de plus de 60 ans — ce fut le cas de cette pédopsychiatre londonienne de 62 ans qui a accouché d'un garçon après fécondation in vitro.

L'exemple est suffisamment spécifique pour que l'on puisse s'étonner voire être choqué. En effet, en dehors d'un égoïsme forcené sans aucune considération pour l'enfant à naître, quelle pouvait être la raison d'une telle aventure ? L'argent peut-être également. La question éthique est ici au premier plan, d'autant qu'il il s'agit d'un scientifique proposant une FIV à une femme ayant largement dépassé l'âge auquel une grossesse a toutes les chances d'être conduite à terme. Il reste que la suite risque d'être tragique quant au devenir de cet enfant de « vieux ». Antinori, spécialiste de la fertilité avait déjà sévi en 1994 en programmant une grossesse chez une femme de 63 ans par hormonothérapie.
« *L'âge n'a pas d'importance dans cette décision ; seule la condition physique de la femme compte* » a déclaré Antinori. En Angleterre, l'âge de la grossesse n'est pas limité légalement. Cependant, la plupart des obstétriciens et gynécologues britanniques refusent de traiter des femmes âgées de plus de 45 ans. Le record de la grossesse la plus tardive est détenu en 2005 par une Roumaine ayant accouché à 66 ans.

Que penser de ces praticiens qui tentent de reculer les limites biologiques et surtout physiologiques ? Rien de bon, en ce qui me concerne, dans la mesure où il n'est pas vraiment tenu compte des risques encourus par la mère, par l'enfant, sans compter la nature de l'existence particulière qu'aura un enfant né de parents si âgés. Là encore, je constate que c'est bien une idée d'homme qui veut égaler et dépasser le créateur (pour les croyants) ou la nature pour les autres... À ma connaissance, **AUCUNE** spécialiste de la stérilité n'a « œuvré » dans le sens d'une expérimentation contre-nature.

La « mémoire de l'eau »

Le « scoop » ou plutôt le grand « bide » de la revue *Nature* de 1988 à propos de la « mémoire de l'eau ».

Elle publiait au mois de juin 1988 un article enthousiaste déclenchant une polémique d'envergure, à la suite de la théorie défendue par le docteur Jacques Benveniste. Ce médecin et biologiste, directeur de l'unité de recherche 200 à l'INSERM, a découvert un des médiateurs du processus inflammatoire sur la prétendue mémoire de l'eau. En quoi consistait cette affirmation ? Selon son « inventeur », l'eau qui a été en contact avec une molécule garde les propriétés de cette dernière, même si on la retire du liquide. Notamment, Benveniste expose une expérience où il a mis en contact des leucocytes (globules blancs) avec un anticorps qui, retiré, n'empêche pas ces leucocytes de conserver leurs réactions comme si l'anticorps était toujours présent. Il faut préciser que les travaux de recherche de Benveniste ont été financés par les laboratoires Boiron – principal producteur de substances homéopathiques. Jacques Benveniste, une fois « remercié » de l'INSERM, ne parvint à obtenir que peu de soutien (pour la poursuite de ses travaux) de la part d'homéopathes sollicités. On pouvait lire dans le quotidien l'*Humanité* du 03 avril 1991 :
« *Depuis 1989, le docteur Benveniste a poursuivi ses recherches sur d'éventuels effets biologiques de solutions hautement diluées (...) On reconnaîtra au docteur Jacques Benveniste de ne pas se laisser aller facilement au découragement.* »
Le journaliste du quotidien communiste ajoute :
« *(...) Moins de deux ans après une violente polémique(...), le directeur de l'Unité 200 de l'Institut national de santé et de recherche médicale signe (...) avec (...) Alfred Spira, une note à l'Académie des Sciences (...) sur les possibles effets biologiques des solutions aqueuses à très haute dilution.* »
Il conclut ainsi :
« *(...) La note (...) est une réponse à un autre travail, réalisé l'an dernier par Jean Jacques (...)*

Ce chimiste attribue à une (...) réaction d'oxygénation les résultats obtenus par Jacques Benveniste(...), une réaction de dégranulation (...) des basophiles (...) qui mises en présence de solutions d'un anti-corps (...) diluées, se comporteraient comme si l'eau de la dilution avait gardé la trace du principe actif. »

Pseudo-thérapies

Parmi les thérapies étranges, douteuses, suspectes, qui n'ont jamais fait la preuve de leur efficacité ou se révélant toxiques ou comportant des dangers, citons :

- Le cri primal d'Arthur Janov (psychologue américain, né en 1924, auteur d'un livre *Le cri primal*, (*The primal scream*), publié en 1970 aux USA aux éditions G. P. Putnam), fondateur de la *thérapie primale par le cri* et, avec son épouse France Janov, du *Dr Janov's Primal Center* à Venice (Californie). Suivront des *thérapies émotionnelles et dynamiques* issues d'une idéologie voisine voire identique.

- C'est l'époque des thérapies « New Age » venant de Californie, où quasiment tout se pratique, le bon comme le pire. Mentionnons par exemple les *thérapies aversives* californiennes destinées à des enfants psychotiques placés dans des institutions auxquelles les familles avaient donné l'autorisation de recourir, à titre de « thérapie » à des châtiments corporels.

Je note également l'EMDR : l'intégration neuro-émotionnelle par les mouvements oculaires (*Eye Movement Desensitization and Reprocessing*), technique hautement contestable mise au point après l'expérience de Francine Shapiro (originaire de Palo-Alto en Californie, temple des études sur la communication ; cf. les travaux de Grégory Bateson, Paul Watzlawick, Don Jackson).

Celle-ci, alors qu'elle se promenait, s'aperçut que le mouvement rapide de ses yeux de gauche à droite faisait disparaître les sombres pensées qui la torturaient ! L'hypothèse avancée par les tenants de l'EMDR est la suivante : il se produirait du fait des mouvements oculaires, un « *déblocage de la mémoire et d'émotions négatives engrangées dans le cerveau* ».

Aucune explication scientifique sérieuse n'a jamais été fournie. Un effet placebo est possible, mais il serait retrouvé de bien des façons. Il n'en demeure pas moins que les « pro-EMDR » ne désarment pas. Ils inventent des adaptations à leur « théorie » en prétendant que chaque individu possède un « canal sensoriel » propre, auditif, visuel, kinesthésique (!). Le site EMDR-France, selon SOS-Thérapires* affirme :
« *(...) Le protocole de la thérapie EMDR repose sur un ensemble de principes (...) essentiels à une approche humaniste et intégrative de la médecine et de la santé : la confiance dans la capacité d'auto-guérison (...), l'importance de l'histoire personnelle, une approche centrée sur la personne, un pouvoir restauré, l'importance du lien corps-esprit, un bien-être et une amélioration des performances, une dimension communautaire et éventuellement spirituelle...* » En bref, une bouillie étrange et peu alléchante destinée à soigner des syndromes post-traumatiques. Cette technique, selon les travaux de Lilienfeld, Tolin, Lohr et Herbert, 1999, est considérée comme non-scientifique.

En 2002, Lilienfeld, S., Lynn, S., & Lohr, J. complètent leurs travaux dans un article : *Science and pseudoscience in clinical psychology*. Guilford Press. New York, 2002. Le site Internet SOS-Thérapires recense et met en garde le public, avec l'aide de la MIVILUDES — Mission interministérielle de vigilance et de lutte contre les dérives sectaires — sur l'infiltration de bon nombre d'institutions par des sectes.

---

* http://www.sos-therapires.org/pages/32.html

La liste dressée par les responsables de ce site est impressionnante et effrayante. L'aspect le plus déplorable est que ce sont des scientifiques ou supposés tels qui prennent en charge des personnalités fragiles, en difficulté ou désespérées, et donc, mûres pour tomber entre les « pattes » de personnages douteux. David Servan-Schreiber a vanté les mérites de l'EMDR, de la course à pied et... des oméga-3... (il a écrit un livre intitulé *Guérir* publié en 2003 aux éditions Robert Laffont). No comment.

La stimulation vagale

Alors que je déambulais dans le hall d'exposition d'un congrès mondial de psychiatrie à Berlin en 2000, je fus littéralement hélé, que dis-je, happé, par le représentant volubile d'une firme américaine vantant les mérites d'une « technique révolutionnaire » (bien sûr !) en matière d'épilepsie rebelle. C'est ainsi qu'il me montra un petit boîtier destiné à être relié à des électrodes implantées sous la clavicule. Le boîtier, réglé par un neurologue était chargé d'envoyer des impulsions et déclencher des « mini-crises », de faibles décharges électriques au patient. Mais la surprise atteignit son comble lorsque le plus sérieusement du monde, il me fut affirmé que cette technique devait également être utile dans certaines formes de troubles bipolaires — que nous nommions troubles cyclothymiques ou psychose maniaco-dépressive avant l'invasion d'une classification américaine des troubles mentaux dite DSM. J'en fus atterré et je me souvins alors que Egas Moniz avait bien eu le prix Nobel de médecine en 1949 pour ses travaux sur la lobotomie préfrontale. En outre, alors que j'étais jeune interne à l'hôpital Sainte-Anne à Paris en 1974, le professeur Talairach, neurochirurgien tentait de traiter des névroses obsessionnelles graves et invalidantes — on ne disait pas encore TOC, « Troubles Obsessionnels Compulsifs » — par l'implantation d'yttrium radioactif intracérébral...

Les « Zorro » et leurs recettes pour sauver la planète du réchauffement

Internet regorge de sites sur le thème « *comment sauver la planète* » depuis le parasol géant recouvrant la terre, le refroidissement de la banquise rendu nécessaire pour lutter contre le réchauffement climatique, la construction de remorqueurs de météorites et d'astéroïdes risquant d'entrer en collision avec notre planète, à la disparition de l'espèce humaine (sic ! cf. l'Église d'Euthanasia, *The Church of Euthanasia*, groupe antihumain le plus influent ayant son siège social à Somerville aux USA et revendiquant officiellement un statut religieux) à la promotion des régimes alimentaires strictement végétariens, et à la « reforestation »... Parmi tous les Zorro, quelques scientifiques plutôt « fêlés » mais aussi et surtout des escrocs et des gourous à la tête d'organisations sectaires...

Les dérives médicales actuelles

Bien loin de nous éloigner du présent essai, cet aspect des choses nous en rapproche et il est urgent de prendre conscience de l'inconscience de certains professionnels du soin se compromettant gravement avec le pouvoir en place. J'avais publié en 2002 un long article*consacré à l'éthique médicale. Le totalitarisme n'est pas obligatoirement d'une brutalité visible. Il peut être insidieux et bien plus redoutable car ne soulevant que peu ou pas de réaction.

---

* Alain Amar : *Ethique et personnalité. Ethique, ou es-tu ?*

Je cite un extrait sur le totalitarisme médical actuel :
« *(...) Questionnaires dans le cadre d'enquêtes (...) La notion de "prélèvement psychique". Il est aisé de définir les prélèvements biologiques dans toute recherche clinique. Qu'en est-il des questionnaires divers et variés, qualité de vie, auto-questionnaires destinés aux patients, entretiens semi-structurés voire structurés (au cours desquels l'investigateur bombarde littéralement le sujet d'innombrables questions dans un ordre immuable et ritualisé), échelles diverses allant des évaluations de l'anxiété, de la dépression, du ralentissement, des symptômes positifs ou négatifs des psychoses, aux échelles analogiques visuelles, questionnaires de sommeil, sur le tabac, l'alcool, les stupéfiants, la nourriture ? Certes, l'utilisation des questionnaires serait par principe destinée à impliquer le patient (...) C'est louable, mais jusqu'où ira-t-on pour débusquer le moindre comportement pour prétendre mieux connaître son patient ? Faut-il vraiment développer une "scalomanie" bien nuisible au sens clinique et à la relation, élément capital, central, fondamental de notre métier ? L'argument consistant à dire que ces nombreux outils d'évaluation ne sont utilisés que dans la recherche et non dans le soin proprement dit est spécieux car l'éthique, le respect de l'intégrité physique et psy- psychique de l'individu est prioritaire dans les deux types de contrats, soin et/ou recherche. L'argument est encore plus discutable quand on s'aperçoit que depuis plusieurs années, est promue l'idée de faire évaluer les patients même dans le cadre de soins habituels à l'aide d'échelles abrégées ou simplifiées, d'aide au diagnostic et aux soins "grâce" à des arbres décisionnels. Il y a vingt-cinq ans, lors d'un symposium de psychiatrie en France, j'ai eu la surprise d'entendre un confrère à la fois chercheur et clinicien dire à peu près ceci :*
" Nous tendons la main aux cliniciens. Il faut un pont entre la recherche et la clinique. Nous avons des molécules, trouvez-nous des malades ".

Lors de mes études médicales et bien au-delà, j'avais toujours eu le sentiment que le clinicien disait plutôt au chercheur :
" Nous avons des malades, trouvez-nous des molécules ". *(...) B. Lachaux* a osé proposer un audacieux parallèle entre le prélèvement biologique et ce qu'il nomme* prélèvement psychique. *Il nuance son propos en précisant :* " Le caractère même du prélèvement psychique est d'être médiatisé par la parole et la parole résonne et fait écho en l'autre d'une façon radicalement vivante. Donc par essence, il ne peut pas être prélèvement mais échange et reconnaissance de l'autre (...) Le concept de prélèvement psychique présente l'avantage de faire réfléchir et d'imposer à tous une réaction critique : soit en acceptant de le limiter, soit en le récusant. Ainsi mis en cause et clairement situé entre impossible et interdit, il peut participer à mieux définir un domaine ignoré par les textes législatifs, mais pourtant essentiel aux progrès de la psychiatrie". *En outre, Jean-Yves Cozic** (...) dénonce une décision administrative* "d'initier un traitement automatisé d'informations nominatives [souligné par moi] recueillies par voie de questionnaires et portant sur les usagers des structures de psychiatrie au cours de la période du 20.01.03 au 02.02.03*)"...*

Quant on pense au fichier juif durant l'Occupation allemande et à tous les fichiers dont on peut légitimement se demander comment et par qui ils vont être utilisés sans tomber dans un délire de persécution pour autant, il y a de quoi faire peur ! (N. d. A, novembre 2006).

---

* Bernard Lachaux, Jean-Louis Terra : *Du prélèvement biologique à l'échange psychique, ou prélèvement psychologique entre impossible et interdit.* In *L'Encéphal*e, 1993. XIX : 209-10.

** *La Lettre de Psychiatrie Française*, mars 2003

J'ajoute dans cet article :
« *(...) Nous vivons décidément dans un monde fou où des gouvernants sont capables de promulguer à la fois des lois de protection des droits des patients (loi de mars 2002), prévoir un dossier médical personnalisé susceptible d'être informatisé* [et dont la stricte confidentialité n'est toujours pas certaine !], *accélérer le processus d'accréditation, et demander des enquêtes violant l'anonymat des patients (...) Malheureusement, le pire est devant nous. Ce n'est pas du pessimisme mais du simple réalisme devant ce que notre métier est devenu. Nous pourrions ne plus devenir que des collecteurs de données, des conseillers prodiguant des avis que pourront suivre ou ne pas suivre les nouveaux* directeurs de soins *non-médecins, puisque infirmiers dans les institutions, bref assister à la* ***grande braderie*** *du soin psychiatrique au profit d'une notion stupide et bien vague de* santé mentale *(exaltée par les fossoyeurs de la psychiatrie) dont les malades feront bien entendu les frais en premier lieu.* »

Le pouvoir, toujours et encore lui (ou plutôt l'illusion du pouvoir) est là, bien là, mais si aveuglant qu'il en devient invisible, tant la faculté de dénégation est intense et folle. Je signale un ouvrage récent écrit conjointement par Roland Gori et Marie-José Del Volgo qui poursuit un but analogue à ce qui précède.

La médecine tortionnaire de nos jours

Je cite un extrait du remarquable livre de Françoise Sironi, *Bourreaux et victimes - psychologie de la torture*, dans son chapitre VII : " La fabrication des tortionnaires. Les sorciers des temps modernes - La participation des professionnels du

soin" : « *(...) La torture moderne n'est pas (...) la seule affaire du bourreau. Il y a ceux qui l'administrent, il y a aussi ceux, industriels et agents économiques, qui fabriquent les instruments de torture (...) Il y a ceux qui forment les unités spéciales aux techniques de torture, et il y a ceux qui la pensent et qui participent, dans l'ombre ou à visage découvert, à la mise en place du dispositif de torture. Parmi eux, il y a des médecins, des psychiatres, et des psychologues. (...)* « Soutirer des renseignements d'un sujet non consentant est une forme de communication. Pour réussir à comprendre un ennemi, vous devez comprendre qui il est, quel est son rôle dans l'unité à laquelle il appartient, quel est son objectif, et quel est son degré d'endoctrinement... »
Sironi complète son propos :
« *(...) Ce sont là quelques extraits d'un manuel décrivant les techniques de base de l'interrogatoire, qu'un dénommé Dirk von Schrader a rédigées en 1978. Ce manuel provient d'un pays où la CIA a formé des unités spéciales de l'armée nationale aux techniques d'interrogatoire.* » Il précise notamment (H. A. A) : " Tout le monde a des peurs qui remontent à l'enfance. Ces peurs (...) comme leurs réminiscences, doivent être employées dans le but d'extorquer des renseignements aux sujets non consentants. Voici quelques-unes de ces peurs qui sont presque universelles : les mutilations sexuelles, les mutilations physiques, (...) la démoralisation, l'agonie prolongée (...) le cannibalisme, l'inceste, le sang, les entrailles, la saleté (...) " *De toute évidence, celui qui sait comment guérir sait également comment tuer. C'est la raison pour laquelle, d'une manière ou d'une autre, les professionnels du soin sont toujours mis sous contrôle, ou délibérément utilisés, quelle que soit la société où ils exercent. Tel est bien le constat de Jean-François Lambert qui écrit à propos de la pratique du psychologue et du médecin dans un contexte de dictature :* " Courtisé par les pouvoirs, il lui revient soit d'accepter la collaboration avec le pouvoir politique, soit de rester dans le

désert, c'est-à-dire de prendre le risque d'être lui-même objet de répression " *(...)*
Jacqueline Sironi cite :
« *(...) Dans la plupart des pays, les techniques de torture actuellement utilisées sont identiques. Ceci s'explique du fait qu'il existe des accords de coopération militaire et technique entre différents pays défendant une cause commune. Au Tchad, par exemple, des militaires français ont formé des spécialistes tchadiens aux techniques d'interrogatoire.* »
En outre :
« *(...) Dans au moins six pays d'Amérique latine, les méthodes de torture psychologiques utilisées sous le régime des dictatures étaient rigoureusement les mêmes : modifications psychiques (...) par divers psychotropes (LSD et autres substances hallucinogènes), utilisation (du) curare, privations des besoins élémentaires (manger, boire, dormir, uriner, déféquer), isolement sensoriel (...) bruits ou lumières violents, (...) isolement ou surpopulation (...)* »
L'horreur est subtile et effroyable :
« *(...) fabrication de l'anxiété et de la frayeur [par, N. d. A.] simulacres d'exécution, incertitude totale quant à son propre sort, fausses sorties, menaces ou violences sur les proches, humiliations diverses (...) Actuellement (...) dans bien d'autres pays où la torture est toujours pratiquée, des thérapeutes s'organisent, souvent clandestinement. Aujourd'hui ils sont en train de se regrouper au sein d'un réseau international.*
Enfin :
« *(...) Le réseau empêche qu'ils soient isolés dans leur propre pays. (...) L'intelligence des hommes est toujours liée à leur capacité de désobéissance (...) La disparition du courage intellectuel, l'assèchement de la capacité à penser et à créer sont les indicateurs les plus visibles de la servitude volontaire.* »

Les aventuriers modernes de la folie scientifique : le clonage

Après avoir notablement réfléchi à la question, je me suis demandé si l'aventure du clonage était si actuelle que cela. En fait, la lecture attentive mais distanciée de l'Ancien Testament permet de constater que le premier à avoir pratiqué le clonage fut celui que les croyants nomment Dieu. Non seulement, il aura été le premier « cloneur », mais aussi le premier anesthésiste de l'histoire de l'humanité. En effet, que lit-on dans la Bible ? : « *L'Éternel Dieu forma l'homme de la poussière de la terre, il souffla dans ses narines un souffle de vie et l'homme devint un être vivant* », Genèse 2, 7.

Ici se place une anecdote qui a son importance : dans les familles juives, lorsqu'un des membres éternue, l'assistance doit lui dire *Hayim tobim*, ce qui signifie « bonnes vies » (en hébreu, la vie se dit *hay*, les vies *hayim*. *Tob* ou *tov* signifie bon, et bons au pluriel se dit *tobim* ou *tovim*). Cette coutume prend directement sa source dans ce verset 2, 7 de la Genèse sur l'origine de la vie. En souhaitant « bonnes vies », on souhaite une longue vie à « l'éternueur » qui ne doit pas gaspiller son souffle d'origine divine.

Plus loin, il est écrit : « *L'Éternel Dieu fit tomber un profond sommeil sur l'homme, qui s'endormit ; il prit une de ses côtes, et referma la chair à sa place.* » Genèse 2, 21.
« *L'Éternel Dieu forma une femme de la côte qu'il avait prise de l'homme, et il l'amena vers l'homme.* » Genèse 2, 22.

Quelles déductions peut-on tirer de ces extraits ? Dieu se comporte comme un anesthésiste et endort l'homme qu'il vient de fabriquer. Il agit en chirurgien en prélevant une côte et en refermant la chair puis en biologiste « cloneur » en « formant » une femme à partir de la côte de l'homme. Cela veut dire qu'il n'utilise pas le même procédé.

Il aurait tout aussi bien pu façonner une seconde statue d'argile et lui insuffler la vie. Que nenni ! Il agit comme nos « cloneurs » modernes qui se servent de cellules souches pour « former » un nouvel être semblable au modèle. Si l'on me permet d'être iconoclaste voire blasphémateur — mais je suis athée, Dieu merci, ainsi que l'écrivait Jean-Paul Sartre —, je dirai que « dieu » a agi comme un apprenti sorcier qui a fait des essais et la suite de l'histoire de l'humanité montre qu'il s'est passablement désintéressé du sort de ses créatures. Sinon, pour un croyant, comment expliquer le silence de « dieu » pour Auschwitz[19] et toutes les horreurs qui ont précédé et suivi ?

À propos de ce que je nomme « essais » d'apprenti sorcier, je voudrais raconter au lecteur la légende de l'homme Rouge (que l'on peut retrouver adaptée, dans d'autres cultures et ethnies). Le Grand Manitou (« clone de dieu » pour les Indiens) décida un jour de créer un être vivant. Il façonna une statue d'argile, la fit cuire. Mais la première cuisson fut insuffisante et c'est une statuette pâle qui apparut, ce fut l'homme Blanc. Le Grand Manitou se remit au travail et fit cuire plus longtemps une seconde statue qui fut carbonisée, ce fut l'homme Noir. Fort de l'expérience, le Grand Manitou confectionna une troisième statue qu'il fit cuire à point, ce fut l'homme Rouge, l'être parfait.

Nous en arrivons au clonage actuel, au IIIe millénaire. Une distinction fallacieuse entre bon et mauvais clonage est introduite dans les débats éthiques qui agitent tant le Conseil Consultatif National d'Ethique (CCNE) que les divers Comités d'Ethique locaux autonomes et sans aucun lien hiérarchique avec le CCNE. Le « bon » clonage serait thérapeutique et le « mauvais » reproductif. Débat discutable car le problème est ailleurs : est-il prudent et licite (au nom de quelle loi ? Loi morale, religieuse, étatique ?) de laisser des scientifiques « jouer » à l'apprenti sorcier ?

A contrario, le progrès scientifique, historiquement, n'est-il pas le fruit de recherches et découvertes réalisées contre l'avis de l'Église, en particulier ? Je pense bien sûr à Galilée. La formule de Rabelais, *Science sans conscience n'est que ruine de l'âme* est, en la matière, plus d'actualité que jamais. Des lois précises et encadrant strictement certaines recherches génétiques suffiront-elles à empêcher des dérives et une récupération soit par des officines dont le but est de « faire de l'argent » soit par des potentats dépourvus de scrupules ? Je ne le crois pas. Tout au plus, des dispositions répressives auront-elles, momentanément, une valeur dissuasive.

En France, a été votée le 6 août 2004 la loi de bioéthique interdisant le clonage reproductif considéré comme *un crime contre l'espèce humaine* et puni de 30 ans de réclusion criminelle et d'une amende de 7,5 millions d'Euros. Le clonage thérapeutique est lui aussi interdit ; c'est un délit puni de 7 ans d'emprisonnement et 100 000 Euros d'amende.

De par le monde, existent très certainement des recherches plus ou moins secrètes, plus ou moins subventionnées qui déclencheront des *scoops*, dès la « chose » rendue publique. Souvenons-nous du cas de la brebis Dolly, et des déclarations des Raéliens...

L'Organisation des Nations unies (ONU) a publié le 24 février 2005 une déclaration[22] concernant le clonage, mais ce texte — d'un jésuitisme attristant voire écœurant et qui mérite d'être connu — n'a qu'une valeur de recommandation auprès des membres de l'ONU. Nous sommes donc contraints de nous doter d'un dispositif réglementaire, législatif international, de prévoir des contrôles.

Mais par dessus tout, il nous faut espérer que l'homme saura se souvenir qu'il peut contribuer au bien-être de ses contemporains comme au malheur, à la destruction ou même à la disparition de l'espèce.

Afin d'illustrer l'inquiétude légitime des citoyens, je voudrais citer le livre de Louise Lambrichs *À ton image*, dans lequel un gynécologue a recours au clonage reproductif, du fait de la stérilité de son épouse. Il parvient à ses fins de manière inattendue, devient amoureux du clone trop parfait et cela conduit au suicide de l'épouse et au meurtre de sa « fille-clone ».

En guise de conclusion

Avant que la science, en tant que savoir, devienne une nouvelle divinité, elle était diabolisée. Le savoir, la connaissance ont toujours fasciné l'être humain et, depuis Nicolas Flamel[23] et la pierre philosophale jusqu'à Albert Einstein, en passant par des personnages aussi prestigieux que Léonard de Vinci, Copernic, Galilée, Newton, Pasteur, Fleming, Marie Curie, les limites du savoir ont été repoussées pour le progrès.

Dans un passé récent — mais sans doute les « ressorts » d'autrefois sont-ils les mêmes aujourd'hui —, lorsque Hitler avalise ou encourage les entreprises criminelles de Himmler (conduit à s'entourer de scientifiques aptes à réaliser ses projets), se produit une sorte de libération d'instincts sadiques, meurtriers, ou à tout le moins agressifs et coercitifs. L'aval des politiques les exonère de la responsabilité. Alors, tout devient possible ! Si la victime est déshumanisée, le bourreau qui y croit d'emblée ou finit par adhérer à cette conception de l'Homme va même se surpasser par rapport à ses collègues, se livrant à une compétition folle pour plaire au chef et recueillir quelques miettes de « gloire ». C'est un processus effroyable d'infantilisation, de déresponsabilisation qui opère. On ne peut guère s'étonner que, après la Seconde Guerre mondiale, de nombreux accusés aient répété à l'envi : « *Nous ne savions pas... Nous ne faisions qu'obéir aux ordres...* ». Le pire réside dans le fait que les humains n'ont jamais réellement tiré les leçons de l'Histoire et ont continué, ou plutôt, continuent à fonctionner de façon identique. Il en est ainsi en Irak, en Afrique du Sud, en Amérique du Sud, en Afrique...

Si le diagnostic est aisé à établir, les remèdes proposés sont dérisoires (lois, réglementations, déclarations indignées...), inefficaces, mais bien difficiles aussi à trouver, face aux égoïsmes des individus et des nations, face à la recherche effrénée du **Pouvoir**. Les savants n'ont pas toujours mesuré les effets soit inattendus soit pervers de leurs découvertes et de leurs actes et c'est à ce niveau que la réflexion éthique[24], au sens noble du terme (et non pas galvaudé, comme cela se passe aujourd'hui) est incontournable.

Seules 26 femmes, sur plus de 400 prix décernés, ont obtenu le Nobel depuis sa création en 1901. Sur ces 26 femmes, on dénombre 11 scientifiques dont 7 en médecine, 3 en chimie et 2 en physique... Quant aux autres lauréates, 8 ont été honorées par un prix Nobel de la paix et 7 en littérature... Ces chiffres parlent d'eux-mêmes. Non seulement, l'institution Nobel est un domaine réservé aux hommes, mais cela est encore plus vrai si l'on détaille les prix selon les disciplines. Le domaine scientifique est le parent pauvre, alors que les femmes y sont de plus en plus représentées actuellement. Certes, une parité systématique hommes-femmes n'a pas de sens ici et un prix comme le Nobel ou une admission à l'Académie des sciences ou à l'Académie française doit se fonder sur les mérites du récipiendaire. Mais force est de constater que le pourcentage de femmes est faible. On peut se demander pourquoi. Il s'avère que les femmes sont partout présentes, mais un très petit nombre d'entre elles accède à des responsabilités de haut niveau. C'est d'autant plus regrettable, dans le domaine scientifique, que les femmes fournissent souvent des solutions ingénieuses, des protocoles de recherche innovants et une façon différente d'aborder certains thèmes. Leurs avis sont plus que précieux dans des domaines aussi importants et actuels que la procréation médicalement assistée, l'euthanasie, le clonage et les organismes génétiquement modifiés.

Pour avoir longtemps fait partie du comité d'éthique du CHU de Lyon et du Comité Consultatif de Protection des Personnes dans la Recherche Biomédicale (CCPPRB)[24], j'ai toujours noté que la proportion d'hommes était plus élevée parmi les élus, mais que les interventions et prises de position des femmes présentes étaient les bienvenues.

Virginia Woolf est un exemple éclairant de la rébellion des femmes menée avec talent. Virginia Stephen est issue d'une grande famille britannique, mais des raisons obscures l'empêchent de recevoir un enseignement aussi complet que ses frères. Elle en conçoit une rancœur profonde. Elle hérite à point nommé d'une tante et va bénéficier d'une chambre pour elle seule… Elle écrira en 1929 *Une Chambre à soi*, un texte majeur dans son œuvre à partir de cette expérience. Le défi a parfaitement fonctionné chez cette jeune fille décidée, pugnace et audacieuse, à une époque où on dénie toute créativité aux femmes considérées comme inférieures par les hommes qui constituent l'*intelligentsia.*

Voici la position plutôt pessimiste de Gisèle Halimi* :
« *(…) Nous avions appris, il y a plus d'un demi-siècle, que quelques femmes, peu nombreuses au demeurant, avaient aidé, dans les camps, à la solution finale. En cela, elles constituaient une exception notable à l'idéologie nazie qui les enfermait dans les trois K, Kirche, Küche, Kinder (…) Mais en Irak, en Afghanistan, à Guantanamo, ces femmes tortionnaires appartiennent au peuple le plus civilisé, le plus fort, le plus démocratique du monde.* »
Halimi poursuit :
« *(…) Ou, en tout cas, qui se voit et se vit comme tel. Et c'est en son nom sans doute que Bush a félicité son ministre de la guerre, Donald Rumsfeld, pour " son travail superbe"…*

---

* Article paru dans *Libération*. le 18/6/2004.

Que les Irakiennes détenues à la prison d'Abou Ghraib aient été " évidemment " violées confirme une règle séculaire. Un crime de tous les temps. Les femmes sont victimes et premier butin de toutes les guerres. »

L'auteur s'indigne :

« *(...) Mais comment se sont-elles muées en bourreaux, coulées dans le moule et le système de l'absolue déshumanisation, comme " les autres" ? C'est-à-dire comme les hommes (...) En réalité, les " valeurs " des femmes ne sont que des comportements différents, produits par une expérience différente. Un rapport de force qui leur est défavorable, une vie en creux, une dignité d'individu à part entière non encore reconnue.* »

Gisèle Halimi ajoute :

« *(...) Comportements également conditionnés par la fabrication sociale des genres. La différence s'arrête là. Elle n'est pas de nature. Les femmes compassionnelles, passives, non violentes, douces par 'instinct', une fable, donc ? Tout ce que la culture (manipulatrice) et les traditions (patriarcales) ont inculqué à la société vole en éclats. Dans leur cruauté, ces révélations illustrent l'absurdité de la thèse essentialiste de la " nature féminine ", maternelle et accueillante.* »

L'auteur met en garde le lecteur :

« *(...) Thèse paternaliste et rivée aux tabous religieux qui ont imprégné notre culture, pour laïque qu'elle se proclame. On a fabriqué des femmes tortionnaires. Comme les hommes, plus nombreux, plus présents sur les terrains d'opérations. Plus maîtres des décisions et du pouvoir. Mais le processus, rigoureusement identique, a prouvé son efficacité. Sauf que l'existence de femmes tortionnaires dérange l'entendement moyen, indigne.* »

Elle conclut :

« *(...) Davantage que les hommes. Toujours par référence à l'idéal féminin fabriqué de toutes pièces par le discours ségrégationniste.*

Et même poétique : la muse de Verlaine, qui " seule sait rafraîchir (son) front blême, en pleurant... ", manie la kalachnikov et la gégène. On ne naît pas tortionnaire, on le devient. Hélas. »

Il est vrai que l'histoire d'Irma Grese fait froid dans le dos. Issue d'une famille paysanne, elle s'engage dans la *SS* en 1942. Infirmière dans un hôpital et enrôlée dans les jeunesses hitlériennes, elle est nommée au camp de Ravensbrück alors qu'elle n'a que 19 ans. Début 1943, elle est envoyée à Auschwitz où elle devient surveillante-chef. Elle sévira à nouveau à Ravensbrück, et à Bergen-Belsen. Selon Éric Labayle*:

« *(...) Cette jeune femme correspond parfaitement aux critères raciaux définis par les nazis (...) " Elle avait l'air d'un ange", comme l'écrira Olga Lengeyel. En fait d'angélisme, elle aura plutôt laissé le souvenir d'un démon. Spécialiste du maniement du fouet, elle en porte un glissé dans l'une de ses bottes et n'hésite jamais à s'en servir. Elle manifeste un plaisir proche de la jouissance à la vue de la souffrance de ses victimes.* »

L'auteur précise :

« *(...) Le sang, les cris, les supplications ne font que renforcer son sadisme. Avec le même plaisir, elle affectionne la sélection des détenus pour les chambres à gaz. Parmi les multiples actes de cruauté dont elle se rend coupable, l'un des plus abjects est sans conteste la livraison de détenus en pâture à ses chiens affamés. Elle est également spécialiste des humiliations sexuelles et des exécutions sommaires à l'aide du pistolet dont elle ne se sépare jamais (...)* »

Labayle ajoute :

« *(...) Irma Grese est capturée par les Britanniques à l'occasion de la libération du camp de Belsen. On trouve dans sa chambre des abat-jours confectionnés en peau humaine (...)*

---

* Eric Labayle : www. milifemmes.org/biographies/grere.htm

Elle se considère comme une simple exécutante qui n'a fait qu'obéir aux ordres reçus : " C'était notre devoir d'exterminer les éléments anti-sociaux, afin d'assurer l'avenir de l'Allemagne" (...) Elle est (...) pendue au matin du 13 décembre 1945 (...) Elle n'était alors âgée que de 21 ans. »

Tout au long de l'histoire de l'humanité, les femmes ont joué un rôle plus ou moins reconnu dans les sociétés : soit un rôle occulte, mais prééminent, soit un rôle effacé, au nom de tel ou tel précepte religieux. Il n'en demeure pas moins que l'homme, le garçon est avant tout le « petit de la femme », en ce sens que les premières influences vont dans le sens mère-garçon. C'est bien la femme qui éduque, façonne et inculque les premières idées de l'enfant. En ce sens, elle a une énorme responsabilité dans la permanence des rôles réels et surtout fantasmatiques attribués à l'homme et à la femme. C'est la « femme-mère qui fait l'homme ». Quand on se penche sur le rôle des mères des hommes de pouvoir dans le très jeune âge de ces derniers, on demeure frappé par la quête effrénée du **Pouvoir** à tout prix chez ces mères qui vont vivre par procuration et donc sans risque une expérience qu'elles attendent et exaltent. Je recommande à ce sujet le livre écrit par Paul Amar. Tout cela voudrait-il signifier que « toute » femme placée en position de pouvoir est capable de faire autant de dégâts que les hommes ? Sans doute, mais dans mon « catalogue », il n'en est rien. Cela ne prouve qu'une chose : les conditions n'étaient pas réunies pour cela. Les femmes savantes folles et/ou criminelles n'ont pas tant « singé l'homme » que réalisé un vieux fantasme de pouvoir, dans une concrétisation regrettable de ce qu'elles pensaient être l'essence de l'homme, du moins dans sa vision symbolique, **phallique** et non forcément réelle.

Je dois avouer que pendant la rédaction de cet essai, j'ai éprouvé des sensations bien étranges : jubilation à évoquer les BD de mon enfance et de ma jeunesse, plaisir à fournir une brève synthèse de certains films, mais aussi dégoût, colère, lassitude devant les turpitudes humaines des scientifiques criminels ayant réellement existé. Tous les savants fous n'étaient pas allemands ou nazis, bien que la part des monstres adhérant aux thèses national-socialistes et recensés ici soit considérable. Les « modèles » d'outre-Rhin ont fait des émules un peu partout dans le monde, sans égaler, fort heureusement, le caractère implacable, organisé systématisé, voire obsessionnel de la machine hitlérienne.

Afin de terminer sur une note moins sombre, je voudrais proposer des extraits d'un texte écrit par le regretté Pierre Desproges qui apporte son cynisme, mais aussi son regard caustique et salvateur :
« *Les Mamelles de l'Occident : le bio-généticien est un scientifique. À ce titre, il DOIT être respecté par les imbéciles. À l'inverse des chercheurs en crèmes faciales de chez l'Oréal, le bio-généticien est aimé des créatures qu'il triture et féconde : hop, une oreille de plus par là — c'est pour mieux vous entendre —, un œil de plus sur le front pour mieux surveiller la chute des avions, un deuxième anus et un triple pontage (...)* »
Desproges ajoute :
« *(...) Les généticiens, comme tous les scientifiques, sont des êtres dangereux, même armés de bonnes intentions. Si, d'une façon assez surprenante après tout, la bombe atomique a fait des morts à Hiroshima (qui l'aurait cru à l'époque ?), les recherches des généticiens nous tomberont sur la gueule un de ces jours. À l'instar de Saint-Just qui était très gentil quand il ne guillotinait pas, je m'écrie* : « On ne cherche pas innocemment ! »

Mon hypothèse relative à l'impossibilité pour l'homme de vivre l'expérience unique de la maternité demeure une simple élucubration qui se veut rassurante. Il peut sembler utopique ou angélique d'idéaliser la Femme, et ce n'est pas mon objectif. Cependant, il faut bien se rendre à l'évidence : je n'ai pas trouvé beaucoup de femmes scientifiques folles ou criminelles — en dehors d'Eva Justin, Sophie Ehrhardt, Gisella Seewald —, en dépit d'abondantes et studieuses recherches. En revanche, non seulement les savants fous criminels ont été et sont légion, mais en outre, ils ont fait et font toujours preuve d'une imagination infinie dans l'horreur et l'abomination.

Pour le « mot de la fin », et sans tomber dans la niaiserie, la béatitude ou l'irresponsabilité, je citerai un extrait du poème de Louis Aragon*, chanté merveilleusement par Jean Ferrat, simplement parce que je le trouve beau :

« *L'avenir de l'homme est la femme.*
Elle est la couleur de son âme.
Elle est sa rumeur et son bruit.
Et sans elle, il n'est qu'un blasphème. »

---

*Louis Aragon : *Le Fou d'Elsa*. Publié en 1963.

Notes

1 – Marc-Alain Ouaknin est rabbin, docteur en philosophie et professeur de littérature comparée à l'Université Bar Ilan en Israël. Il est l'auteur de nombreux livres.

2 – Professeur de judaïsme ancien à l'Université de Paris III, Sorbonne Nouvelle, auteur de plusieurs ouvrages, articles dont un texte paru dans la revue de psychiatrie *Synapse*. Bien qu'ayant sollicité la direction de la revue, il a été impossible de retrouver les références exactes de l'article cité.

3 – Consulter à cet effet le site Internet www.agora.qc.ca/mot.ns/Dossiers/Saint_Paul

4 – Jules Michelet : *La Sorcière*. Éditions Garnier-Flammarion. Paris, 1993.

5 – Wolfgang Lederer : *Gynophobia ou la peur des femmes*. Éditions Payot. Paris, 1970.

6 – Marc-Alain Ouaknin : *C'est pour cela qu'on aime les libellules*. Éditions Calmann-Lévy, Paris, 1998.

7 – Mary Shelley : *Frankenstein ou le Prométhée moderne*. Classiques de Poche. LGF – Livre de Poche. Paris, 1997.

8 – Johan Wolfgang von Goethe :
Du personnage réel, Johannes Faust (nommé parfois aussi Jörg ou encore Georg), ayant vécu entre 1480 et 1540, on peut avancer qu'il fut astrologue, charlatan mais certainement pas un savant humaniste. Faust se situe à la charnière d'un Moyen Age « traqueur et liquidateur » de sorciers et d'une Renaissance qui laisse une place à la Science. Faust est alors une sorte de « champion » du savoir à conquérir à n'importe quel prix… fût-ce celui de son âme ! La version qu'en donne Goethe semble être un banal pari qui est inspiré du Livre de Job. Faust est un vieillard aigri, dépité de n'avoir rien apporté au monde. Il pense au suicide, lorsque Méphistophélès lui offre un marché « diabolique » comme il se doit : son âme contre la jeunesse et tous les plaisirs. Faust accepte tout en sachant que l'insatisfaction fait partie du cœur de l'être humain. Le Diable n'est-il pas alors une simple part de nous-mêmes en révolte contre notre moi raisonnant ? Pour les lecteurs intéressés qui voudraient en savoir davantage sur Faust, consulter le site Internet :
www.up.univ-mrs.fr/wagap/faust.htm
Les adaptations musicales sont également nombreuses et ont inspiré l'opéra *Faust* de Ludwig Spohr dirigé par Carl Maria von Weber à Prague en 1816. En 1831, Meyerbeer fait revivre l'histoire de Faust dans *Robert le Diable*. Wagner écrit une *Faust ouverture* en 1840. Franz Liszt compose en 1860 *Procession nocturne.* C'est au tour de Berlioz d'être fasciné par le mythe de Faust avec *Les Huit scènes de Faust*, puis *La Damnation de Faust* en 1846. Ce mythe éternel inspirera simultanément plusieurs musiciens en Europe.

Ainsi, Franz Liszt compose en 1854–1857 *Trois Peintures de caractère*, dédiées à Berlioz. Enfin, Gounod crée en 1859 au Théâtre Lyrique son opéra *Faust.*

9 – On dénombre environ 37 versions différentes entre 1931, avec la première adaptation de James Whale, et 1994. Parmi les plus célèbres, citons : *Frankenstein*, en 1931 de James Whale, *The Bride of Frankenstein*, du même metteur en scène en 1935, *Young Frankenstein*, de Mel Brooks en 1974…

10 – Jules Verne (1828–1905) est un écrivain visionnaire, prolifique et innovateur. Il crée en effet un genre littéraire nouveau, le roman scientifique d'anticipation. Je citerai essentiellement deux de ses livres d'aventures.
- Dans le premier, *Voyage au centre de la terre,* le jeune Axel vit à Hambourg avec son oncle le professeur Otto Lidenbrock, géologue. L'oncle Otto est colérique et passionné. Au cours de ses travaux, Lidenbrock découvre un cryptogramme rédigé par un savant islandais du XVIe siècle, Arne Saknussemm. Le document fait état de l'expédition de ce dernier dans la cheminée du volcan éteint du Sneffels, lui permettant ainsi de pénétrer jusqu'au centre de la terre. Exalté par sa découverte, Lidenbrock décide de refaire l'expérience et entraîne avec lui son neveu Axel et un guide.
- *Vingt mille lieues sous les mers* conduit le lecteur dans des aventures sous-marines prodigieuses, avec des personnages « immortels », Ned Land, le harponneur, le professeur Aronnax, et surtout le capitaine Nemo, inventeur du sous-marin géant, le *Nautilus.* Le combat de Ned Land contre une pieuvre géante est un moment fort de ce roman palpitant.

11 – Hanns Heinz Ewers (1871–1943). Principaux ouvrages :

- *L'Apprenti sorcier*. Éditions 10/18. Paris, 1997.
- *L'Araignée et autres contes fantastiques*. Éditions Marabout. 1969.
- *La Suprême trahison*. Éditions Encrage. Amiens. 1993.
- *Der Student Von Prag*. Éditions Dom Verlag. 1930.
- *Mandragore*. Éditions Christian Bourgois. Paris. 1988.
- *Vampir*. Éditions Âge d'Homme. Lausanne. 1990.

12 – Marcel Allain (1885–1969), créateur du personnage de Fantômas, avec la collaboration de Pierre Souvestre. Le premier ouvrage collectif paraît en 1911. De 1919 à 1963, Marcel Allain publie la suite des aventures du bandit masqué aux multiples identités chez Arthème Fayard. Diverses adaptations cinématographiques sont réalisées : par Louis Feuillade en 1913–1914, Edouard Sedgwick en 1920 – 1921, puis par Robert Vernay, et plus récemment par André Hunebelle entre 1936 et 1967. Signalons une série télévisée de Claude Chabrol et Juan-Luis Buñuel… En outre, plusieurs BD reprennent les aventures de Fantômas.

13 – Jean Ray : romancier belge. Il invente, au cours des années trente, le personnage d'Harry Dickson, détective américain surnommé le Sherlock Holmes américain, vivant à Londres. Le scénariste Vanderhaeghe reprend sous forme de BD les aventures du célèbre détective au cours desquelles il combat l'incarnation (encore une !) du crime, Georgette Cuvelier, jeune savante redoutable qui loue ses services au plus offrant.

14 – Champignac : Pâcome, Hégésippe, Adélard, Ladislas, comte de Champignac. On retrouve autour de lui des amis scientifiques plus ou moins originaux : le biologiste, les savants britanniques Black et Schwartz, le Soviétique Nicolas Inovskiev dont le collègue américain, Harold W. Longplaying, co-inventeur du G.A.G. (Générateur Atomique Gamma, appareil supprimant la gravitation) est prisonnier en Chine…

15 – Cosinus, créé par le dessinateur mathématicien Christophe.

16 – Panoramix : à considérer comme un savant. En fait, c'est le druide du petit village gaulois qui résiste « encore et toujours » à l'envahisseur romain. Panoramix a mis au point plusieurs potions dont la fameuse « potion magique » qui décuple les forces des Gaulois qui l'absorbent. Seul Obélix, tombé petit dans la marmite où se concoctait la potion, ne peut en boire.

17 – Jean Valhardi, dessiné par Eddy Paape dans plusieurs aventures dont :

- *Le Château maudit* (Paape et Charlier). Dupuis. Belgique.
- *Le Rayon super-gamma* (Paape et Charlier). Dupuis. Belgique. Réédition de 1982.
- *La Machine à conquérir le monde*. Dupuis. Belgique.

18 – Les aventures de Lefranc, dessiné par Jacques Martin — auteur de la série Alix — dans l'épisode *La Grande menace*. Éditions Casterman, 1952.

19 – À signaler deux ouvrages majeurs à propos du silence de « dieu » :

- Hans Jonas : *Le Concept de Dieu après Auschwitz.* L'auteur, né en 1903 en Allemagne, fut un des élèves de Heidegger à Freiburg. Il s'exile dès 1933 en Palestine. Engagé dans l'armée britannique pendant la Deuxième Guerre mondiale, il s'installe aux USA.

En 1987, lui est décerné le Prix de la Paix par la *Librairie allemande.* Il s'éteint à New York en 1993. L'ouvrage cité est le texte d'une conférence tenue par Hans Jonas en 1984, lorsqu'il reçoit le prix Léopold Lucas, à l'Université de Tübingen. Il y écrit notamment :

« *(...) Dieu est éminemment le seigneur de l'Histoire, et c'est là qu'Auschwitz met en question, y compris pour le croyant, tout le concept traditionnel de Dieu (...) Quand on ne veut pas se séparer du concept de Dieu (...) on est obligé (...) de le repenser à neuf et de chercher une réponse, neuve elle aussi, à la vieille question de Job. Dès lors, on devra certainement donner congé au « seigneur de l'Histoire ». Donc : quel Dieu a pu laisser faire cela ?* »

- André Neher : *L'Exil de la Parole. Du silence biblique au silence d'Auschwitz.*

20 – Au sujet d'Alexis Carrel, on pouvait lire dans la presse :

« *(...) Stupéfiante apologie d'Alexis Carrel* (l'*Humanité* du 17 janvier 2000) : *le cercle Marc Bloch (...) a dénoncé samedi dans un communique l'hommage rendu par le professeur Jean-Michel Dubernard, dans sa conférence de presse, au chirurgien lyonnais Alexis Carrel, prix Nobel de médecine en 1912, pour ses travaux sur les sutures de vaisseaux et les greffes, mais fervent apologue des thèses eugénistes et partisan du régime de Vichy.* »

On peut y lire également :
« *(...) Le cercle Marc Bloch s'étonne notamment que le professeur Dubernard (...) puisse se revendiquer d'un idéologue qui prônait dans son ouvrage* L'Homme cet inconnu *l'élimination des faibles, des handicapés, des malades mentaux à travers la " solution " des chambres à gaz. Le Pr Dubernard se serait notamment déclaré heureux de prolonger les travaux d'Alexis Carrel, un nom que l'on peut à peine citer.* »

Le site Internet http://www.voltairenet.org/article166.html rajoute :
Jean-Michel Dubernard fait l'éloge d'Alexis Carrel,
« *(...) Le 14 janvier 2000, le professeur Jean-Michel Dubernard, donnant une conférence de presse à l'occasion de la première tentative de double greffe de mains, s'est enorgueilli du travail de " l'école lyonnaise de chirurgie " et s'est revendiqué de l'héritage d'Alexis Carrel.* »
En outre :
« *(...) Le choix des termes employés par M. Dubernard laisse entendre que son admiration pour le professeur Carrel ne se limite pas à ses travaux sur la suture des vaisseaux et les greffes d'organes (...), mais s'étend à certains de ses engagements politiques. (...) Alexis Carrel fut le régent de la Fondation française pour l'étude des problèmes humains (...) chargé d'analyser les faiblesses des Français et de les régénérer (...)* »

21 – Liste des médecins nazis établie par Dominique Natanson (http://www.medito.com/hi1006k.htm) :

- Babor Karl, à Gross-Rosen,
- Clauberg Carl, à Auschwitz,
- Conti Léonardo, secrétaire d'État à la Santé,

- Ding Erwin, à Buchenwald,
- Entress Friedrich Karl-Hermann, à Gross-Rosen, Auschwitz et Mauthausen,
- Gross Heinrich, à Spiegelrund,
- Hirt August, professeur à Strasbourg, collectionne les crânes,
- Hoven Waldemar, à Buchenwald,
- Klein Fritz, à Auschwitz,
- Mengele Josef, à Auschwitz,
- Oberheuser Herta, à Ravensbrück,
- Rascher Sigmund, à Dachau,
- Rose Gerhard, à l'Institut Robert Koch,
- Schumann Hors, programme T4 d'euthanasie, puis à Auschwitz et Ravensbrück.

- Citons un cas à part, celui d'Henri Brocard :
Médecin français, contrôleur de l'infirmerie du camp de Drancy, responsable de la déportation d'enfants soignés à l'hôpital Rothschild, dont il réclama le retour à Drancy. Il est suspendu de ses fonctions durant trois mois par arrêté du 10 septembre 1945 du Ministre de la Santé Publique. Ce décret est annulé le 5 novembre 1947 ; Brocard est nommé chef de service en pneumologie à l'hôpital Tenon le 1er janvier 1948, puis professeur titulaire de la chaire de pneumologie au CHU Saint-Antoine jusqu'en 1979. Il meurt en 1994. Dans son livre, *Blouses blanches, étoile jaune* Bruno Halioua en parle de façon plus précise

Voici quelques informations complémentaires sur certains médecins criminels nazis :

- Bodmann, Franz (*Obersturmführer*) : médecin-chef des camps d'Estonie, assassin de bébés après accouchement, et de nombreux Juifs, à la seringue) : se suicide en avril 1945.

- Becker-Freyseng, Hermann : médecin, condamné à 20 ans de prison par le tribunal de Nuremberg.
- Fischer, Fritz : médecin, condamné à la prison à vie par le tribunal de Nuremberg ; peine ramenée à 20 ans par la Commission de clémence.
- Heyde, Werner : médecin, *SS*, chef du programme T4 d'euthanasie, interné par l'armée américaine en 1945, s'évade en 1947, pratique la médecine au Schleswig-Holstein sous le nom de Sawade de 1949 à 1959, inculpé par le procureur général de Francfort en 1959, se suicide en prison avant le procès en 1964.
- Holzlohner, Ernst : assistant du Docteur Rasscher dans le cadre des expérimentations sur le refroidissement. Professeur de physiologie à la faculté de médecine de Kiel. Il se suicide en 1945.
- Hoven, Waldemar : médecin au camp de Buchenwald. Condamné à mort par un tribunal militaire américain et exécuté en 1948.
- Poppendick, Helmut : médecin, assistant du docteur Ernst Growitz. Condamné à 10 ans de prison par le tribunal de Nuremberg.
- Rose, Gerhard : médecin au département de médecine tropicale de l'Institut Robert Koch. Condamné à la réclusion criminelle à perpétuité par un tribunal militaire américain. Peine réduite à quinze ans par la Commission de clémence.
- Schilling, Klaus : médecin à Dachau où il expérimente un vaccin contre le paludisme. Condamné à mort et pendu à Dachau le 28 mai 1946.
- Spanner, Rudolph : « médecin » *SS*, fit des expériences pour tenter de fabriquer du savon à partir de graisse humaine, à l'Institut anatomique de Dantzig, à partir de déportés du camp du Struthof. Sa « formule » fut évoquée à l'audience du 14 février 1946 du procès de Nuremberg. Après la guerre, Spanner a été directeur de la chaire d'anatomie à l'université de Cologne.

- Wolter, Waldemar : médecin *SS* à Dachau puis à Herzogenbush, enfin *SS-Sturmbannführer* à Mauthausen. Exécuté le 25 mai 1947 à Landsberg.

Il convient de compléter ce *casting* maudit avec des éléments précieux fournis séparément par Yves Ternon et Benoît Massin :

- Berning, Heinrich : professeur à l'université de Hambourg, responsable des expériences de famine sur des détenus d'URSS.
- Gutzert, Kurt : professeur de gastro-entérologie à Breslau, infecta avec le virus de l'hépatite des enfants Juifs déportés à Auschwitz.
- Hallervorden, Julius : du Kaiser Wilhelm Institut de Berlin, responsable des recherches sur les cerveaux des déportés gazés au centre de Brandenburg.
- Heissmeyer, Kurt : coupable d'avoir injecté des bacilles de Koch à des enfants déportés au camp de Neuengamme.
- Heubner, Wolgang et Sauerbruck, Ferdinand : travaux sur les sulfamides essayés à Ravensbrück.
- Ritter, Robert, professeur à l'université de Tübingen : travaux sur les Tziganes et « autres asociaux ».
- Stieve, Hermann, directeur de l'institut d'anatomie de l'université de Berlin : expériences sur des détenues de la prison de Plötzensee et à des déportées de Ravensbrück.
- Voss, Hermann : professeur d'anatomie à l'université de Posen, étudiait les cadavres de détenus polonais exécutés par la Gestapo.
- Heyde, Werner : premier directeur médical de l'opération T4, il enseigne dès 1934 la psychiatrie et l'eugénisme à l'université de Würzburg. Il dirige notamment la thèse de médecine de Endruweit alors en « stage pratique » dans un centre d'euthanasie. Au procès de Francfort en 1962, on lui attribue plus de 100 000 meurtres.
- Nitsche, Paul H. : co-fondateur de la Société d'Hygiène Raciale de Dresde.

- Heinze, Hans : pédopsychiatre et directeur de l'asile de Brandenburg, expert de l'action T4 et « grand manitou » de l'euthanasie des enfants.

22 – Déclaration des Nations Unies du 24 février 2005 relative au clonage :

- *A - Les États Membres sont invités à adopter toutes les mesures voulues pour protéger comme il convient la vie humaine dans l'application des sciences de la vie.*
- *B - Les États Membres sont invités à interdire toutes les formes de clonage humain dans la mesure où elles seraient incompatibles avec la dignité humaine et la protection de la vie humaine*
- *C - Les États Membres sont invités à adopter les mesures voulues pour interdire l'application des techniques de génie génétique qui pourrait aller à l'encontre de la dignité humaine.*
- *D – Les États Membres sont invités à prendre les mesures voulues pour écarter le risque d'exploitation des femmes dans l'application des sciences de la vie.*
- *E - Les États Membres sont invités également à adopter sans délai une législation nationale donnant effet aux paragraphes A et D.*

- *F – Les États Membres sont en outre invités, dans les ressources qu'ils consacrent à la recherche médicale, y compris aux sciences de la vie, à ne pas méconnaître les problèmes de portée mondiale urgents tels que le VIH/sida, la tuberculose et le paludisme, qui touchent particulièrement les pays en voie de développement.*

23 – Nicolas Flamel, né vers 1330, mort en 1417, était à la fois alchimiste et écrivain. Il s'est rendu célèbre par ses travaux sur la pierre philosophale. Il rencontre en 1382 à Saint-Jacques-de-Compostelle un vieux médecin d'origine juive, converti au catholicisme, Maître Canches. Ce dernier l'initie à l'alchimie et lui permet de comprendre une partie d'un vieil ouvrage que Flamel avait acquis, intitulé *Le Livre d'Abraham le Juif*, et de transformer du mercure en argent. Par la suite, « on » affirmera que Flamel avait réussi à transformer du plomb en or.

24 – Voir à ce sujet mon article intitulé *Éthique et personnalité*. Revue *Psychiatrie Française*. Volume XXXIII, avril 2002.

Références bibliographiques *

ACHIM Thom : *Medizin unterm Hakenkreuz.* Verlag Volk und Gesundheit. Berlin, 1989.
ALLAIN Marcel, SOUVESTRE Pierre : *Fantômas*. Tomes I et II. Éditions Robert Laffont – Bouquins. Paris, 2005.
ALY Goëtz, HEIM Suzanne : *Les Architectes de l'extermination.* Éditions Calmann-Lévy. Paris, 2006.
AMAR Alain : *La Psychiatrie soviétique en garde-à-vue.* Panorama du médecin n° 3047, octobre 1989.
AMAR Alain : *La Pensée est-elle encore autorisée ?*, in *La lettre de Psychiatrie Française*, n° 70/97, p. 19.
AMAR Alain : *Le Fonctionnement des CCPPRB,* in *Le Journal*, n° 10, mai 2000, pp. 39-46.
AMAR Alain : *CCPPRB. : fonctionnement et critique*, in *Le Généraliste F.M.C.*, n° 2103 du 23.03.01.
AMAR Alain : *Problèmes psychiatriques au cours de l'état gravido-perpéral.* Thèse pour le doctorat en médecine. Université Paris VII. Faculté de médecine Lariboisière- Saint Louis, 1974.
AMAR Alain : *Ethique et personnalité.* Revue *Psychiatrie Française.* Volume XXXIII, avril 2002.
AMAR H. Alain : *Ethique, où es-tu ?* Article de synthèse. Revue de l'Institut Séfarade européen. *Los Muestros*, n° 53, 2003.

* Du fait des très nombreuses rééditions de certains ouvrages, BD notamment, les dates de publication ne sont pas précisées de façon délibérée. Par ailleurs, les références à des sites Internet figurent au bas des pages concernées.

AMAR H. Alain : *Ethique, où donc es-tu ?* Revue internautique *Il volantino Europeo,* n° 5, juillet 2004.
AMAR H. Alain, FERAL Thierry : *Le Racisme. Ténèbres des consciences*. Éditions L'Harmattan. Collection *L'Allemagne d'hier et d'aujourd'hui.* Paris, 2005.
AMAR H. Alain : *Mémoires d'un psychiatre (dé)rangé.* Éditions L'Harmattan. Collection *Rue des Ecoles*. Paris, 2006.
AMAR Paul : *Freud à l'Elysée ou les présidentiables sur le divan.* Éditions Le Pré aux clercs. Paris, 1988.
AMNESTY INTERNATIONAL (Commission médicale de la section française) : *Médecins tortionnaires, médecins résistants : les professions de santé face aux violations des droits de l'homme*. Préface de Paul Ricœur. Éditions La Découverte. Paris, 1990.
ANCIEN TESTAMENT (l') illustré par Marc Chagall. Éditions du Chêne. Hachette Livres. Paris, 2005.
ARAGON Louis : *Le Fou d'Elsa.* Éditions Gallimard. Poésies. Paris, 2002.
AYÇOBERRY Pierre, OLFF-NATHAN Josiane et collaborateurs : *La Science sous le Troisième Reich. Victime ou alliée du nazisme*. Éditions du Seuil. Collection *Science ouverte*. Paris, 1993.
BALZAC Honoré (de) : *La Recherche de l'Absolu*. Éditions Gallimard. Folio. Paris, 1976.
BANDET Jean-Louis. : *Faust* in *Histoire de la littérature allemande.* PUF. Paris, 1997, pp. 163-174.
BAUD Jean-Pierre : *La Science sous le troisième Reich*. Éditions du Seuil. Paris, 1993.
BAUER Yehouda : *Jews, Gypsies, Slavs : Policies of the Third Reich.* UNESCO Yearbook on Peace and Conflicts Studies. Paris, 1985, pp. 13-100.
BAYLE François : *Croix gammée contre Caducée. Les expériences humaines en Allemagne pendant la Deuxième Guerre mondiale*. Neustadt (Palatinat) 1950.

BENASAYAG Miguel, COMTE-SPONVILLE André, FARHI Daniel, HURIET Claude, KHAYAT David, SPIRE Antoine, TERNON Yves : *De Nuremberg à la loi Huriet. Essais thérapeutiques et recherche médicale.* Éditions Ellipses. Paris, 2001.

BENASAYAG Miguel : *Utopie et liberté : Les droits de l'homme : une idéologie ?* Éditions La Découverte. Cahiers libres. Paris, 1986.

BENESTEAU Jacques : *Mensonges freudiens.* Éditions Pierre Mardaga. Belgique, 2002.

BESSERMAN VIANNA Helena : *Politique de la psychanalyse face à la dictature et à la torture.* Éditions L'Harmattan. Paris, 1997.

BOCQUET, FROMENTAL, STANISLAS : *Les Aventures d'Hergé.* Éditions Reporter. Paris, 1999.

BONAH Christian, DANION-GRILLAT Anne, SCHPPACHER Norbert, OLFF-NATHAN Josiane : *Nazisme, science et médecine.* Éditions Glyphe. Collection *Société, histoire et médecine.* Paris, 2006.

BONNAFE Lucien, TORT Patrick : *L'Homme, cet inconnu ? Alexis Carrel, Jean-Marie Le Pen et les chambres à gaz.* Éditions Syllepse. Paris, 1992.

BRIEL Dick : *Le Mystère de la plante Tako. Les aventures du professeur La Palme.* Éditions Glénat. 1982.

BRUNNER Frank : *L'unité 731 japonaise de guerre biologique.* Site Internet cité dans le texte.

BUSSCHE van den H., PFÄFFLIN F. et C. : *Die Medizinische Fakultät der Hamburger Universität und das Universitätskrankenhaus Eppendorf.* 1991.

CELAN Paul* : *Choix de poèmes. Réunis par l'auteur.* Éditions Gallimard. Paris, 970.

* De son vrai nom Paul Pessach ANTSCHEL ; cf. en particulier le poème intitulé *Fugue de mort.*

CHARLIER Jean-Michel, HUBINON Victor : *Les Aventures de Buck Danny*. Éditions Dupuis. Marcinelle-Charleroi. Belgique.
COLLOMB Henri et coll. : *Délire de grossesse chez un Africain de race Ouolof.* Annales Médico-Psychologiques. Paris. 1956, tome II, pp. 845-850.
CONAN DOYLE Arthur (Sir) : *Sherlock Holmes*. Éditions Robert Laffont. Collection Bouquins. Tomes I et II. Paris, 1988.
CONTE Edouard, ESSNER Cornelia: *La Quête de la race. Une anthropologie du nazisme*. Éditions Hachette. Paris, 1995
COUDURIER Christian : *La Cité des savants fous.* Éditions Publibook.
DAUMEZON Georges : *Pour introduire la réflexion*, in *Psychiatrie et éthique*. Éditions Privat, 1980.
DELARUE Jacques : *Histoire de la Gestapo*. Éditions Fayard. Paris, 1962.
DESPROGES Pierre : *Les Mamelles de l'Occident.*
Site Internet www.dialogus2.org/
DORFMAN Ariel : *La Jeune fille et la mort.* Éditions Actes – Sud – Papiers. Arles, 1999.
DUMAS Alexandre : *Joseph Balsamo*. Éditions Robert Laffont. Collection Bouquins. Paris, 1990.
FAURE Michel : *Opération Condor. Quand Pinochet tuait hors du Chili.* L'*Express*, 30 septembre 1999.
FERAL Thierry : *Anatomie d'un crépuscule*. Éditions Tarneye. Paris, 1990.
FERAL Thierry : « La politique féminine du troisième Reich », in Le Défi de la mémoire, Mazet St Voy ; Tarneyre, 1991, pp. 43-60.
FERAL Thierry, BRUNSWIC Henri, HENRY Anne : *Médecine et nazisme*. Éditions L'Harmattan. Collection *L'Allemagne d'hier et d'aujourd'hui.* Paris, 1998.

FERAL Thierry : *Suisse et nazisme*. Éditions L'Harmattan. Collection l'Allemagne d'hier et d'aujourd'hui. Paris, 2005.
FINTZ-MENASCE Esther : *Femme médecin SS*. In *Los Muestros* n° 45. Institut séfarade européen. Bruxelles, décembre 2001.
FRANQUIN André :

- *Il y a un sorcier à Champignac*. Éditions Dupuis. Marcinelle (Belgique).
- *Le repaire de la murène*. Éditions Dupuis. Marcinelle (Belgique).
- *Les pirates du silence*. Éditions Dupuis. Marcinelle (Belgique).
- *Le voyageur du Mésozoïque*. Éditions Dupuis. Marcinelle (Belgique).
- *Z comme Zorglub*. Éditions Dupuis. Marcinelle (Belgique), 1961.
- *L'Ombre du Z*. Éditions Dupuis. Marcinelle (Belgique). 1962.
- *Spirou et les hommes*-bulles. Éditions Dupuis. Marcinelle (Belgique).
- *Panade à Champignac*. Éditions Dupuis. Marcinelle (Belgique), 1969.
- *Radar le robot*. Collection « Péchés de jeunesse ». Éditions Dupuis. Marcinelle (Belgique), 1976.

FREUD Sigmund : *Ma Vie et la psychanalyse*. Éditions Gallimard. Collections Idées nrf. Paris, 1971.
FRIEDLANDER Henry : *Exluding Gypsies*. In *The final solution. From euthanasia to the final solution*. The University of North Carolina Press, 1995, pp. 246-262.
FRIEDMAN Philip : *The extermination of the Gypsies*. Jewish Frontier, janvier 1951, p. 11.
FRIEDMAN Philip : *Roads to extinction*. The Jewish Publication Society of America. Philadelphie, 1980.

FRIEDMANN Ina : *The other victims : first Person stories of non-Jews persecuted by the nazis*. Houghton Muffin Co., 1990.
GAUTIER Théophile : *Le Capitaine Fracasse* in *Romans, contes et nouvelles*. Éditions Gallimard. La Pléiade. Paris, 2002.
GENOT-BISMUTH Jacqueline :
- *Un Homme nommé Salut, genèse d'une hérésie à Jérusalem*. Éditions O.E.I.L François-Xavier de Guibert, Paris, 1995.
- *Le Scénario de Damas, Jérusalem Hellénisée et les origines de l'Essénisme*. Éditions O.E.I.L François-Xavier de Guibert. Bibliothèque de civilisation hébraïque, Paris, 1992.
- *Le Sage et le Prophète, le défi prophétique dans le monde juif des premiers siècles*. Éditions F.-X. de Guibert. Collection Bible. Paris 1996.
- *Jérusalem ressuscitée*. Éditions Albin Michel. Paris, 1992.
- *Du voile : de l'Antiquité à l'Islam*. Éditions de Paris. Paris, 2003.

GHEORGIU Virgil : *La Vingt-cinquième heure*. Éditions Le Livre de Poche. Paris, 1974.
GHEORGIU Virgil : *Mémoires, le Témoin de la vingt-cinquième heure*. Éditions Plon. Paris, 1986.
GOETHE Johan Wolfgang (von) : *Faust*. Traduction de Gérard de Nerval. Éditions Librio n° 82. Paris, 2004.
GORI Roland, DEL VOLGO Marie-José : *La Santé totalitaire : essai sur la médicalisation de l'existence*. Éditions Denoël. Paris, 2005.
GOSCINNY René, UDERZO Albert : *Les Aventures d'Astérix le Gaulois*. Éditions Dargaud.
GUEROUT Serge : *Science et politique sous le Troisième Reich*. Éditions Ellipses. Paris, 1992.

HALIOUA Bruno : *Blouses blanches, étoile jaune* - Éditions Liana Levi. Paris, 2000.
H AUTVAL Adélaïde : *Médecine et crimes contre l'humanité.* Éditions Actes Sud. Arles, 1991.
HERGÉ : *Les Aventures de Tintin et Milou.*
- *Les Cigares du Pharaon.* Casterman. Belgique.
- *Le Lotus bleu.* Casterman. Belgique.
- *L'Ile Noire.* Casterman. Belgique.
- *Le Sceptre d'Ottokar.* Casterman. Belgique.
- *L'Étoile Mystérieuse.* Casterman. Belgique.
- *Le Trésor de Rackham le Rouge.* Casterman. Belgique.
- *Tintin au pays de l'or noir.* Casterman. Belgique.
- *Objectif Lune*
- *On a marché sur la Lune.* Casterman. Belgique.
- *L'Affaire Tournesol.* Casterman. Belgique.
- *Coke en stock.* Casterman. Belgique.

HILBERG Raoul : *La Destruction des Juifs d'Europe.* Éditions Fayard. Paris, 1988.
HILLEL Marc : *Au nom de la race.* Éditions Fayard. Paris, 1975.
HOFFMANN E. T. A. : *Le Magnétiseur* in *Les Contes.* Éditions Arnauld de Vresse, Paris, 1859, pp. 303-315.
HUXLEY Aldous : *Le Meilleur des mondes.* Éditions Pocket. Paris, 2002.
ISRAEL Giorgio : *Scienza e razza nell'Italia fascista.* Il Mulino. Bologna, 1998.
JACOBS Edgar P. :
- *Le Piège diabolique.* Éditions du Lombard. Bruxelles, 1972.
- *SOS Météores.* Éditions Blake et Mortimer. Bruxelles, 1989.
- *La Marque Jaune.* Éditions Blake et Mortimer. Bruxelles, 1987.

- *Les Trois formules du professeur Sato*. Tome I. Éditions Dargaud. 1977.
- *Les Trois formules du professeur Sato.* Tome II. Éditions du Lombard. Bruxelles, 1990.

JANOV Arthur : *The Primal Scream*. Éditions G. P. Putnam. USA, 1970.

JONAS Hans : *Le Concept de Dieu après Auschwitz.* Rivages poche / Petite Bibliothèque. Paris, 1994.

JUILLARD André, SENTE Yves : *La Machination Voronov. Les aventures de Blake et Mortimer*. Éditions Blake et Mortimer. Bruxelles, 2000.

KATER Michaël H. : *Doctors under Hitler*. Chapel Hill. The University of North Carolina Press. 1989.

KLEE Ernst : *La Médecine nazie et ses victimes.* Éditions Actes Sud. Arles, 1998.

KOESTLER Arthur : *Les Somnambules.* Éditions Calmann-Lévy. Collection Sciences Humanités et Essais. Paris, 1994.

KOGON Eugen : *L'État SS, le système des camps de concentration allemands*. Éditions du Seuil. Paris, 1993.

KOONZ Claudia : *Les Mères-patrie du IIIe Reich.* Éditions Lieu Commun. Paris, 1989.

KOONZ Claudia : *The Quest for a respectable Racism*. Simon Dubnow Jahrbuch. Spring, 2006.

KOONZ Claudia : *The Nazi conscience*. Belknap Press. USA. 2003.

KOONZ Claudia : *Eugenic, gender and ethics, in nazi Germany : the debate about involontary sterilization*, in *Reevaluation of the Third Reich*. Edited by Thomas Childers and Jane Caplan. New York. Holmes & Meier, 1993.

LAMBRICHS Louise : *À ton image.* Éditions de l'Olivier. Réédition Point Seuil. Paris, 2004.

LASBY Clarence : *Project Paperclip. German Scientists and the Cold War*. Atheneum, NY, NY, 1971.

LASKA Vera : *Women in the Resistance and in the Holocaust : the voices of eyewitnesses* Greenwood Press, Westport & London, 1983.
LAMBERT Jean-François : *Psychologie et tortures. Psychologie et libertés*. Éditions Actes Sud. Arles, 1982.
LANGBEIN Hermann : *Hommes et femmes à Auschwitz*. Éditions Fayard. Paris, 1975.
LEDERER Wolfgang : *Gynophobia ou la peur des femmes*. Éditions Payot. Paris, 1970.
LE GALLO Claude : *Le Monde d'Edgar P. Jacobs*. Éditions du Lombard. Bruxelles/Paris, 1984.
LE ROUGE Gustave : *Le Mystérieux docteur Cornélius*. Éditions Laffont – Bouquins. Paris, 1986.
LEVIN Ira : *Rosemary's baby*. Éditions J'Ai Lu. Paris, 1997.
LIFTON R. J. : *Les Médecins nazis*. Éditions Robert Laffont. Paris, 1986.
LILIENFELD S., LYNN S., LOHR J. : *Science and pseudoscience in clinical psychology*. Guilford Press. New York, 2002.
MAGNUS Raviola Roberto : *Necron*. Éditions Cornélius. Paris, 2006.
MAINETTI J. A., TEALDI J. C., ANDRIEU P. E. : *La Médecine au service d'une « cause » : la médecine trahie ? Le médecin et la torture en Argentine*. Journal international de bioéthique, 1998-11, v.9, n°3, pp. 39-55.
MARBOT Guillaume : *Le Chimiste*. Éditions Flammarion. Paris, 2004.
MARKALE Jean : *Le Cycle du Graal*. Huit volumes. Éditions J'ai Lu. Paris, 2001.
MASSIN Benoît : *Anthropologie raciale et national-socialisme : heurs et malheurs du paradigme de la race*, in *La science sous le Troisième Reich*. Éditions du Seuil. Paris, 1993.

MASSIN Benoît : *L'Euthanasie psychiatrique sous le IIIe Reich : la question de l'eugénisme*. Revue *L'Information psychiatrique*, vol. 72-718, n° 8, octobre 1996, pp. 811-822.
MAUPASSANT Guy (de) : *Contes et nouvelles*. Éditions Gallimard, La Pléiade, tome I. Paris, 1974, pp. 9-53.
MENDEL Gérard : *Une Histoire de l'autorité*. Éditions La Découverte Poche/Essais. Paris, 2006.
MENDES-FRANCE Tristan : *Docteur la Mort. Enquête sur le bio-terrorisme d'Etat en Afrique du Sud*. Éditions Favre. Lausanne - Paris, 2002.
MERLE Robert : *La Mort est mon métier*. Éditions Gallimard, collection Folio. Paris, 1976.
MEYRINK Gustav : *Le Golem*. Éditions Stock – La Cosmopolite. Paris, 2002.
MICHELET Jules : *La Sorcière*. Éditions Garnier-Flammarion. Paris, 1993.
MOREL Benedict A. : *Traité des Dégénérescences*. Éditions Baillière. Paris, 1857.
MÜLLER-HILL Benno : *Science nazie, science de mort*. Éditions Odile Jacob. Paris, 1989.
NASAR Sylvia : *Un Homme d'exception* (*A Beautiful mind*). Éditions Calmann-Lévy. Paris, 2002.
NEHER André : *L'Exil de la Parole. Du silence biblique au silence d'Auschwitz*. Éditions du Seuil. Paris, 1970.
NEUFELD Michaël J. : *The Rocket and the Reich*. Free Press. New York, 1995.
NEZAN Kendal : *Le Monde Diplomatique*, mars 1998.
OLFF-NATHAN Josiane, CRAWFORD Elisabeth (dir.) : *La Science sous influence. L'université de Strasbourg, enjeu des conflits franco-allemands 1872-1945*. Éditions La Nuée Bleue. Strasbourg, 2005.
OREN-HORFELD Saül : *Comme un feu brûlant*. Éditions L'Harmattan. Collection Mémoires du XXe siècle. Paris, 2000.

ORWELL George : *1984*. Éditions Gallimard. Folio. Paris, 1994.
OUAKNIN Marc-Alain : *C'est pour cela qu'on aime les libellules*. Éditions Calmann-Lévy, Paris, 1998.
PEETERS Benoît : *Le Monde d'Hergé*. Casterman. Belgique. 1983.
PERUTZ Max : *La Science comme aventure humaine*. Éditions Odile Jacob. Paris, 2000.
PICHOT André : *De Darwin à Hitler*. Éditions Flammarion, collection Champs. Paris, 2000).
PLOQUIN Frédéric, POBLETE Maria : *La Colonie du docteur Schaefer. Une secte nazie au pays de Pinochet*. Éditions Fayard. Paris, 2004.
POIROT-DELPECH Bertrand : *Un Crime de bureau*. Éditions Actes Sud. Arles, 1998.
POULLAIN de la BARRE (de) Francis : *De l'Égalité des deux sexes*. Éditions Fayard. Collection Corpus des œuvres de philosophes en langue française. Paris, 1984.
RIAUD Xavier : *Les Dentistes allemands sous le Troisième Reich*. Postface de Thierry Feral. Éditions L'Harmattan. Collection *l'Allemagne d'hier et d'aujourd'hui*. Paris, 2005.
RICCIARDI PLATEN (von) Alice : *L'Extermination des malades mentaux dans l'Allemagne nazie*. Éditions Erès. Paris, 2001 (publié pour la première fois en 1948 en Allemagne).
RIO Michel : *Merlin, Morgane, Arthur*. Éditions du Seuil. Paris, 2001.
SANYI Chan : *Une Société à irresponsabilité illimitée*. Site Internet cité dans le texte.
SARTORI Eric : *Histoire des femmes scientifiques de l'Antiquité au XXe siècle*. Éditions Plon. Paris, 2006.
SHELLEY Mary : *Frankenstein ou le Prométhée moderne*. Classiques de Poche. LGF – Livre de Poche. Paris, 1997.
SIGMUND A. M. : *Die Frauen der Nazis*, Munich, Heyne, 2004, pp. 333-357.

SIRONI Françoise : *Bourreaux et victimes - Psychologie de la torture*. Éditions Odile Jacob. Paris, 1999.
SPEE von LANGENFELD Friedrich : *Cautio criminalis. Allemagne 1631 : un confesseur de sorcières parle*. Éditions L'Harmattan. Collection l'Allemagne d'hier et d'aujourd'hui. Paris, 2000.
SPIEWOK W., BUSCHINGER D. : *Histoire de la littérature allemande du Moyen Âge*. Éditions Nathan. Paris, 1992, p. 66 sq.
STEVENSON Robert Louis : *L'Étrange cas du docteur Jekyll et de M. Hyde*. Éditions Gallimard. La Pléiade, tome I, Paris 2001.
SWIFT Jonathan : *Les Voyages de Gulliver*. Éditions Gallimard. Folio n° 597. Paris, 1998.
TARDI : *Le Savant fou. Les Aventures d'Adèle Blanc-Sec*. Casterman. 1993.
TERNON Yves : *L'Etat criminel*. Éditions du Seuil. Paris, 1995.
TERNON Yves : *Le Procès des médecins. Actualisation*. Site Internet www. memorialdelashoah.org (SD).
TRETHOWAN W. H. : *Le syndrome de la couvade*. Revue de Médecine psychosomatique. Volume XI, 1969, pp. 67-78.
VANDERHAEGHE et ZANON : *Les Aventures d'Harry Dickson*. Huit titres. Éditions Dargaud – Lombard.
VASQUEZ A. : *La Participation des psychologues et l'utilisation de la psychologie à des fins répressives au Chili*. Communication lors d'une table ronde relative aux problèmes de déontologie en psychologie. Genève, février 1977.
WELLS Herbert George : *L'Ile du docteur Moreau*. Éditions Gallimard – Folio n° 2917. Paris, 1997.
WIER Jean : *De l'Imposture et tromperies des diables*. Analectes. Département psychiatrique Théraplix. Paris, 1970.
WIESEL Elie : *Le Golem*. Éditions du Rocher. Bibliophane. Paris, 1998.

WILCOCKS Robert : *L'Escroquerie du siècle*. Conférence du 13 février 2003. Alliance française d'Edmonton.
WOOLF Virginia : *Une Chambre à soi.* Éditions 10/18. Paris, 2001.

Index des noms cités[*]

A

B

---

[*] Index des noms cités dans le texte (hors notes générales, notes de bas de page et bibliographie).

C

D

E

F

G

H

I

J

K

L

M

N

O

P

R

S

T

U

V

W

Z

Table des matières

5-7, rue de l'École-Polytechnique ; 75005 Paris

L'HARMATTAN, ITALIA s.r.l.
Via Degli Artisti 15 ; 10124 Torino
L'HARMATTAN HONGRIE
Könyvesbolt ; Kossuth L. u. 14-16 ; 1053 Budapest
L'HARMATTAN BURKINA FASO
1200 logements villa 96 ; 12B2260 ; Ouagadougou 12
ESPACE L'HARMATTAN KINSHASA
Faculté des Sciences Sociales, Politiques et Administratives
BP243, KIN XI ; Université de Kinshasa – RDC

http://www.librairieharmattan.com
harmattan1@wanadoo.fr
diffsion.harmattan@wanadoo.fr

ISBN : 978-2-296-03178-4
EAN : 9782296031784

www.ingramcontent.com/pod-product-compliance
Lightning Source LLC
LaVergne TN
LVHW010021081026
849535LV00016B/2570
* 9 7 8 2 2 9 6 0 3 1 7 8 4 *